UTB 4762

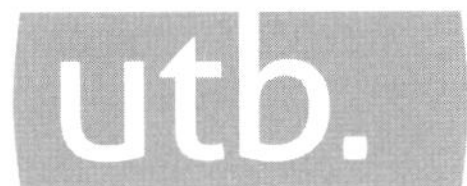

Eine Arbeitsgemeinschaft der Verlage

Böhlau Verlag · Wien · Köln · Weimar
Verlag Barbara Budrich · Opladen · Toronto
facultas · Wien
Wilhelm Fink · Paderborn
A. Francke Verlag · Tübingen
Haupt Verlag · Bern
Verlag Julius Klinkhardt · Bad Heilbrunn
Mohr Siebeck · Tübingen
Ernst Reinhardt Verlag · München · Basel
Ferdinand Schöningh · Paderborn
Eugen Ulmer Verlag · Stuttgart
UVK Verlagsgesellschaft · Konstanz, mit UVK/Lucius · München
Vandenhoeck & Ruprecht · Göttingen · Bristol
Waxmann · Münster · New York

PsychoMed compact – Band 10

Die Reihe wurde begründet von Prof. Dr. Hans Peter Rosemeier (†) und Prof. Dr. Nicole von Steinbüchel; sie wird herausgegeben von Prof. Dr. Elmar Brähler und Prof. Dr. Nicole von Steinbüchel.

Christiane Eichenberg · Peter Zimmermann

Einführung Psychotraumatologie

Mit 6 Abbildungen und 5 Tabellen

Ernst Reinhardt Verlag München Basel

Univ.-Prof. Dr. phil. habil. *Christiane Eichenberg,* Dipl.-Psych., Psychotherapeutin (Psychoanalyse), Leiterin des Instituts für Psychosomatik an der Fakultät für Medizin der Sigmund Freud PrivatUniversität Wien, lehrt und forscht zu Psychotraumatologie, E-Mental Health und Psychotherapie.

PD Dr. med. *Peter Zimmermann,* Facharzt für Psychiatrie und Psychotherapie, leitet das Psychotraumazentrum der Bundeswehr im Bundeswehrkrankenhaus Berlin.

Bibliografische Information der Deutschen Nationalbibliothek

Die Deutsche Nationalbibliothek verzeichnet diese Publikation in der Deutschen Nationalbibliografie; detaillierte bibliografische Daten sind im Internet über <http://dnb.d-nb.de> abrufbar.

UTB-Band-Nr.: 4762
ISBN 978-3-8252-4762-1

Printed in Germany
Einbandgestaltung: Atelier Reichert, Stuttgart
Covermotiv: © antonsov85/Fotolia
Satz: Rist Satz & Druck GmbH, 85304 Ilmmünster

Ernst Reinhardt Verlag, Kemnatenstr. 46, D-80639 München
Net: www.reinhardt-verlag.de E-Mail: info@reinhardt-verlag.de

Für meine Kinder (CE)

Für meine Frau in Dankbarkeit für ihre Unterstützung (PZ)

Inhalt

Hinweise zur Benutzung dieses Lehrbuches

Zur schnelleren Orientierung werden in den Randspalten Piktogramme benutzt, die folgende Bedeutung haben:

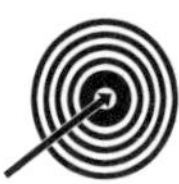

Begriffserklärung, Definition

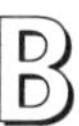

(Fall-)Beispiel

Literaturempfehlung

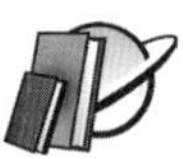

Informationsquelle

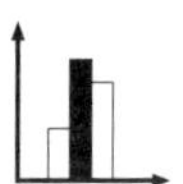

Forschungen, Studien

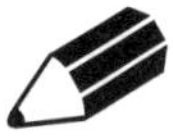

Fragen zur Wiederholung am Ende des Kapitels

1 Einführung – Epidemiologie, Prävention und Pathogenese

Wie die verschiedenen somatischen Systeme des Menschen in ihrer Widerstandskraft überfordert werden können, so kann auch das seelische System durch punktuelle oder dauerhafte Belastungen in seinen Bewältigungsmöglichkeiten überfordert und schließlich traumatisiert, d.h. verletzt werden. Von dem was geschieht, wenn eine solche Verletzung eingetreten ist, oder was zur Heilung geschehen sollte, handelt eine psychologische und psychosomatische Traumatologie als Lehre von Struktur, Verlauf und Behandlungsmöglichkeiten seelischer Verletzungen und ihrer Folgen.

In einer ersten Arbeitsdefinition kann ein psychisches Trauma daher als seelische Verletzung verstanden werden (von dem griechischen Wort Trauma = Verletzung), wobei zentral ist, dass diese von außergewöhnlicher Bedrohung ist oder ein katastrophales Ausmaß hat, das nahezu bei jedem tief greifende Verzweiflung auslösen würde.

1.1 Allgemeines zur Psychotraumatologie

Die Beobachtung, dass extreme Ereignisse ebenso extreme Reaktionen verursachen, ist bereits sehr alt. Gleiches gilt für die ersten systematischen Beschreibungen der Symptome, die nach traumatischen Erlebnissen auftreten, wie sie beispielsweise noch aus dem Ende des 19. und Anfängen des 20. Jahrhunderts von Beteiligten schwerer Unglücke, Soldaten der beiden Weltkriege und Überlebenden des Holocausts vorliegen. Es gab eine Reihe von Bezeichnungen wie Kriegs- oder Gefechtsneurose, Granatenschock („Shell Shock") oder Kampfesmüdigkeit. Aber auch Opfer von sexuellen Übergriffen wiesen ein vergleichbares psychisches Störungsbild auf (Herman, 1993), und in ihren Beschreibungen finden sich die typischen Symptome, die noch heute als charakteristisch für Reaktionen auf traumatische Erlebnisse betrachtet werden:

- ungewolltes Wiedererleben von Aspekten des Traumas, z.B. in Form von „Flashbacks" (auch „Nachhallerinnerungen"; das plötzliche und häufig intensive Wiedererleben früherer Erlebnisse und der damit verbundenen Emotionen) oder Albträumen;

- Anzeichen einer erhöhten Erregung, z.B. Schreckhaftigkeit und Schlafstörungen;
- Vermeidung von Situationen, Gesprächen und anderen Reizen, die an das Trauma erinnern.

Hinzu kommt emotionale Taubheit, die sich in Interessenlosigkeit oder Entfremdung von anderen Menschen ausdrücken kann.

Im Jahr 1980 hat die Amerikanische Psychiatrische Gesellschaft die posttraumatische Belastungsstörung (PTBS) in ihr Krankheitsklassifikationssystem (DSM-III) aufgenommen. Seit den frühen 1990er Jahren ist die Diagnose auch im Internationalen Krankheitsklassifikationssystem (ICD-10) der Weltgesundheitsorganisation vertreten. Inzwischen hat sich die Psychotraumatologie zu einer eigenen wissenschaftlichen Disziplin entwickelt.

Psychotraumatologie kann definiert werden als die „[...] Erforschung seelischer Verletzungen in Entstehungsbedingungen, aktuellem Verlauf sowie ihren unmittelbaren und Langzeitfolgen" (Fischer & Riedesser, 2009, S. 392).

Zu den Meilensteinen neuer Disziplinen gehört die Gründung wissenschaftlicher Fachgesellschaften (im deutschsprachigen Raum z.B. das Deutsche Institut für Psychotraumatologie (www.psychotrauma tologie.de) sowie die Deutschsprachige Gesellschaft für Psychotraumatologie (www.degpt.de), für internationale Fachgesellschaften siehe z.B. International Society for Trauma Stress Studies (www.istss.org), European Society for Trauma Stress Studies (www.estss.org) und Fachzeitschriften (z.B. Trauma (www.asanger.de/zeitschriftzppm/), Trauma & Gewalt (www.klett-cotta.de/zeitschrift/Trauma_Gewalt/7821), Journal of Traumatic Stress (http://www.istss.org/education-research/journal-of-traumatic-stress.aspx).

1.2 Definitionen und Begriffsbestimmungen

Die Psychotraumatologie hat sich inzwischen ausdifferenziert in die *Allgemeine und Differenzielle Psychotraumatologie* sowie die *Spezielle Psychotraumatologie*.

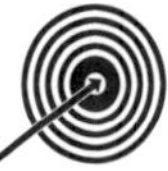

Die **Allgemeine Psychotraumatologie** behandelt allgemeine Gesetzmäßigkeiten traumatischen Erlebens und dadurch bedingten Verhaltens, die Differenzielle Psychotraumatologie befasst sich mit interindividuellen und intersituativen Unterschieden und Dispositionen von Traumaerleben und -verarbeitung. Die **Spezielle Psychotraumatologie** ist auf typische Situationen ausgerichtet wie Gewaltkriminalität, sexueller Kindesmissbrauch etc.

Traumaspektrum

Durch die intensive Beschäftigung mit psychischer Traumatisierung seit einigen Jahrzehnten hat sich das Wissen inzwischen sehr vergrößert. So weiß man beispielsweise heute, dass es nicht lediglich die sog. Posttraumatische Belastungsstörung als Folgeerkrankung nach einem potenziell traumatischen Erlebnis gibt. Vielmehr kann man von einem „Traumaspektrum" aus Störungsbildern sprechen, bei denen eine psychotraumatische Verursachung diskutiert wird oder bereits nachgewiesen ist (Kap. 2.4). Ihnen gemeinsam ist eine psychische Traumatisierung, die sich nach Fischer und Riedesser (2009, S. 395) wie folgt definieren lässt:

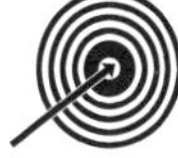

„Psychische Traumatisierung ist ein vitales Diskrepanzerlebnis zwischen bedrohlichen Situationsfaktoren und den individuellen Bewältigungsmöglichkeiten, das mit Gefühlen von Hilflosigkeit und schutzloser Preisgabe einhergeht und so eine dauerhafte Erschütterung von Selbst- und Weltverständnis bewirkt".

Situationstypen

Heute zählen nach den Leitlinien der Arbeitsgemeinschaft der Wissenschaftlichen Medizinischen Fachverbände (Flatten et al., 2011) zu den traumatischen Ereignissen:

- erlebte körperliche und sexualisierte Gewalt, auch in der Kindheit (sog. sexueller Missbrauch),
- Vergewaltigung,
- gewalttätige Angriffe auf die eigene Person,
- Entführung,
- Geiselnahme,
- Terroranschlag,
- Krieg,
- Kriegsgefangenschaft,
- politische Haft,
- Folterung,
- Gefangenschaft in einem Konzentrationslager,
- Natur- oder durch Menschen verursachte Katastrophen,
- Unfälle oder
- die Diagnose einer lebensbedrohlichen Krankheit.

Diese verschiedenen *traumatischen Situationstypen* werden grob in sog. *man-made-disaster* und *natural-disaster* unterteilt.

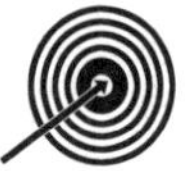

Man-made-disaster bezeichnen menschlich verursachte Traumatisierungen (z.B. Vergewaltigung, Folter, Mobbing) während unter **Natural-disaster** Naturkatastrophen (wie Erdbeben) oder auch Unfälle gefasst werden.

Arten traumatischer Erfahrungen

Eine weitere Unterscheidung betrifft den Aspekt der Art der traumatischen Erfahrung.

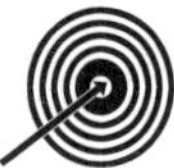

So ist ein **Monotrauma** (Typ-I-Trauma) ein einmaliges belastendes Ereignis, z. B. eine sexuelle Gewalttat oder ein Verkehrsunfall. **Komplexe Traumatisierungen** (Typ-II-Trauma) sind fortgesetzte seelische und evtl. auch körperliche Verletzungen, die oft bereits in frühen Lebensjahren beginnen, wie Misshandlungen oder Vernachlässigung durch eine Person, die auch aus dem familiären Umfeld stammen kann.

Beziehungstraumata

Solche Traumatisierungen werden auch als Beziehungstraumata bezeichnet. Diese werden paradoxerweise durch die engen Bindungsfiguren hervorgerufen, die eigentlich Sicherheit und Schutz gegen Traumatisierung gewährleisten sollen.

Unter **kumulativer Traumatisierung** versteht man „eine Traumatisierung in einzelnen Schritten, deren jeder für sich subtraumatisch verbleiben würde. In der einsetzenden Erholungsphase wird jedoch jedes Mal die Restitutionstätigkeit der Person durch erneute Ereignisse gestört und somit auf Dauer das psychische System zum Zusammenbruch gebracht" (Fischer & Riedesser 2009, S. 397).

1.3 Wissenschaftsgeschichte und Konzepte der Psychotraumatologie

Unter den wissenschaftlichen Pionierleistungen, die in der Psychotraumatologie zusammenfließen, sind u.a. der sehr eigenständige Ansatz von Pierre Janet zu nennen, die Psychoanalyse und die auf den ungarischen Internisten und Biochemiker Hans Selye zurückgehende Stress- und Copingforschung (ausführlich bei Fischer & Riedesser, 2009).

Der traumazentrierte Ansatz Janets

Pierre Janet (1859–1947) und Sigmund Freud (1856–1939) waren Zeitgenossen. Janet, französischer Philosoph, Psychiater und Psychotherapeut, hatte seinerzeit ebenso wie zeitweilig auch Freud mit dem berühmten Hypnosearzt Jean-Martin Charcot an der Pariser Salpêtrière zusammengearbeitet. Aus den Hypnoseexperimenten und den therapeutischen Ansätzen Charcots ging hervor, dass zahlreiche psychopathologische Auffälligkeiten und Symptombildungen, unter denen die psychiatrischen Patienten litten, mit verdrängten Erinnerungen an traumatische Erlebnisse zusammenhingen.

Dissoziation

Janet zog als erster den Begriff der Dissoziation als Erklärungskonzept heran. Dissoziationen ergeben sich nach Janet als Folge einer Überforderung des Bewusstseins bei der Verarbeitung traumatischer, überwältigender Erlebnissituationen. Er führte aus, dass die Erinnerung an eine traumatische Erfahrung oft nicht angemessen verarbeitet werden kann: Sie wird daher vom Bewusstsein abgespalten, dissoziiert, um zu einem späteren Zeitpunkt wieder aufzuleben, entweder als emotionaler Erlebniszustand, als körperliches Zustandsbild, in Form von Vorstellungen und Bildern oder von Reinszenierungen im Verhalten. Die nicht integrierbaren Erlebniszustände können im Extremfall zur Ausbildung unterschiedlicher Teilpersönlichkeiten führen, was der dissoziativen Identitätsstörung (siehe z.B. Putnam, 2013) entspricht. Janet hat als erster Gedächtnisstörungen beschrieben, die mit Traumatisierung einhergehen (Veränderungen des Gehirns, Kap. 1.7).

Bedeutsam auch heute noch für die Psychotraumatologie ist zum einen Janets Entdeckung, dass traumatische Erfahrungen, die nicht mit Worten beschrieben werden können, sich in Bildern, körperlichen Reaktionen und im Verhalten manifestieren (der „unaussprechliche Schrecken“). Zum anderen hat seine Konzeption des 3-Phasen-Modells der Traumabehandlung heute noch große Bedeutung (Janet, 1889).

Psychoanalyse

Trauma und Hysterie

Freuds Traumakonzeption stellt den Beginn der psychoanalytisch orientierten Psychotraumatologie dar. In seiner Beschäftigung mit dem psychischen Trauma hat Freud sehr unterschiedliche Epochen durchlaufen. In einer frühen Phase, wie sie sich z.B. in den Studien zur Hysterie (Freud & Breuer, 1875) widerspiegelt, war er davon überzeugt, dass eine reale traumatische Erfahrung, insbesondere sexuelle

Verführung von Kindern, jeder späteren hysterischen Störung zugrunde liege. In einer späteren Forschungsperiode (etwa ab 1905) relativierte er diese Auffassung. Heute wissen wir, dass sexueller Missbrauch in der Kindheit zwar auch zu einer hysterischen Störung führen kann, ebenso gut aber auch zu anderen Störungsbildern wie der Borderline-Störung oder dissoziativen Störungen (Kap. 2.4).

Trauma und Triebimpulse

In einer späteren Epoche entwickelt Freud einen zweiten Traumabegriff. Neben unerträglichen Situationsfaktoren werden inakzeptable und unerträglich intensive Triebwünsche und -impulse als Traumafaktoren untersucht. Wenn somit auch nach Freud der traumabezogene Standpunkt nicht verlassen wird, so wird er doch in eine breitere ätiologische Konzeption einbezogen, die „innere" Faktoren wie die physische Konstitution und den Verlauf der Kindheit berücksichtigt. Trauma wird jetzt Bestandteil einer Geschichte als Lebensgeschichte und als Geschichte der Entwicklung von Triebwünschen und Lebenszielen. In dieser weiten Konzeption der Neuroseentstehung ist das Trauma ein ätiologisches Moment unter anderen, das sich in einem Ergänzungsverhältnis mit Erbfaktoren und Triebschicksal befindet, wobei sich diese pathogenetischen Faktoren aufsummieren und damit aufschaukeln können.

Unter den psychoanalytischen Autoren, die das Traumakonzept weiter entwickelt haben, sind u.a. folgende zu nennen: Abram Kardiner, Masud M. Khan, John Bowlby und Donald Winnicott (Übersicht bei Brett, 1993).

Trauma und Krieg

Der Amerikaner Abram Kardiner (1891 – 1981) verfasste sein Werk „The Traumatic Neuroses of War" während des Zweiten Weltkrieges im Jahre 1941 (Kardiner, 1941). Seine klinische Erfahrung ging zurück auf die psychotherapeutische Arbeit mit amerikanischen Soldaten, die im Krieg gegen Nazi-Deutschland und Japan kämpften. Er war der erste, der die massiven physiologischen Begleiterscheinungen traumatischer Reaktionen schon in der Namensgebung berücksichtigte, indem er von der traumatischen Neurose als einer „Physioneurose" sprach. Kardiner formulierte ein Syndrom von Folgeerscheinungen, das in Vielem bereits als Vorläufer der heutigen Psychotraumatischen Belastungsstörung (PTBS) gelten kann.

Bindungstrauma

Masud Khan (1924 – 1989) erweiterte Freuds Traumabegriff mit seinem Begriff des kumulativen Traumas (Khan, 1963) (Kap. 1.2). Er war Schüler von Donald Winnicott (1896–1971), englischer Kinderarzt und Psychoanalytiker, der die Auswirkungen von frühen Bindungstraumata in einflussreichen Werken beschrieb.

frühkindliche Deprivation

Der Brite John Bowlby (1907–1990) war einer der ersten Psychoanalytiker, die empirische Forschung mit psychoanalytischer Theorie und Praxis verbanden. So entstand das auch heute noch bedeutendste Standardwerk zum Deprivationstrauma, in dem die Auswirkungen von frühkindlicher Deprivation wie z. B. früher Elternverlust, häufig wechselnde Beziehungserfahrungen und Trennungstraumata zusammengefasst sind (Bowlby, 1976, 1987). Seine Forschungen waren der Beginn der heute sehr etablierten Bindungsforschung (Strauß, Buchheim & Kächele, 2002).

Stressforschung

belastende Umweltfaktoren

Eine dritte Forschungsrichtung, die wesentlich zur Entstehung der Psychotraumatologie beigetragen hat, ist die Stressforschung mit den Pionierarbeiten des Mediziners Hans Selye (1907–1982). Selye näherte sich der Frage belastender Umweltfaktoren als Internist unter dem Gesichtspunkt der körperlichen Reaktionen und der Krankheiten, die durch kurz- oder langfristige Belastung hervorgerufen werden können.

Modell der Stressreaktion

Im Jahre 1936 formulierte er sein Modell der Stressreaktion mit den drei Phasen des Alarms, des Widerstandsstadiums und schließlich des Erschöpfungsstadiums. Die Alarmreaktion ist gekennzeichnet durch einen erhöhten Sympathicotonus und eine sympathicoton gesteuerte „Bereitstellungsreaktion". Im Widerstandsstadium werden alle Reserven des Körpers mobilisiert, um die massive Belastung kompensieren zu können. So kommt es physiologisch etwa zur Produktionssteigerung von Nebennierenhormonen wie Cortisol und zur Erhöhung des Blutzuckerstoffwechsels (Kapitel 1.7).

Dekompensation wichtiger Funktionen

Dauert der pathogene Umweltreiz, der „Stressor", wie Selye ihn nannte, weiter an, so treten massive und zum Teil irreversible Folgen wie Dekompensation der Reproduktionsfunktionen und Sexualfunktionen, der Wachstumsvorgänge und der Immunkompetenz (Erschöpfungsstadium) auf.

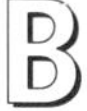

Stressreaktion

Eine 28-jährige verheiratete Frau arbeitet als Chefsekretärin in einem großen Konzern. Sie begibt sich zu ihrem Hausarzt, da sie seit einigen Monaten unter Symptomen leidet, die ihr zunehmend Besorgnis bereiten. So ist sie häufig, insbesondere vor großen Besprechungen, sehr angespannt und nervös, leidet unter Herzklopfen und schwitzt stark. Zusätzlich sieht sie dann verschwommen und empfindet ein schwankendes Schwindelgefühl, das meist noch einige Stunden danach andauert. Nach einer organischen

Ausschlussdiagnostik berät der Arzt sie dahingehend, ihre Arbeitsprozesse klarer zu strukturieren und Aufträge, für die sie nicht zuständig ist, konsequent abzulehnen. Zudem soll sie sich mehr bewegen und ein Entspannungstraining erlernen.

Nach sechs Monaten stellt sie sich erneut vor. Sie habe die Hinweise „aus Zeitmangel" nicht umsetzen können. Sie sei nun täglich schon während der Arbeit erschöpft, fühle sich ständig unter Druck, sie schlafe nicht mehr richtig, sei immer wieder erkältet und auch die Sexualität mit ihrem Partner habe deutlich nachgelassen. Der Hausarzt empfiehlt nun die Durchführung einer Kur.

Die Untersuchungen Selyes haben sich auf die Erforschung der Psychosomatik innerer Krankheiten sehr fruchtbar ausgewirkt. Da Selye auch schon psychologische Symptome beschrieben hat, die dem physiologischen Stressverlauf entsprechen, hat diese Forschungsrichtung insgesamt einen wichtigen Beitrag zu einer psychologischen und psychosomatischen Traumatologie geleistet.

Für die Traumaforschung wertvoll regte das Modell zur Analyse von Umweltfaktoren an, allerdings wurden erst sehr viel später, z.B. im sog. „transaktionalen Stressmodell" nach Lazarus und Folkman (1984), subjektive „Vermittlungsgrößen" wie z.B. Abwehr- und Copingprozesse berücksichtigt. Es entstand eine Forschungsrichtung, die sog. „Stress- und Coping-Forschung", in der sich kognitiv-behaviorale Ansätze mit Konzepten der Anpassungs- und Bewältigungsmechanismen aus der psychoanalytischen Ich-Psychologie verbinden.

1.4 Epidemiologische Daten

Prävalenz der PTBS

Die Angaben zur *Prävalenz der PTBS* schwanken in der Literatur zwischen 1,3 % bis 7,8 % der Allgemeinbevölkerung (Kessler et al., 1995), wobei bei Frauen von einer doppelt so hohen Inzidenzrate wie bei Männern ausgegangen wird (10 % vs. 5 %). Der aktuelle Deutsche Gesundheitssurvey beziffert die 12-Monats-Prävalenz für PTBS mit 2,4 %, wobei Frauen (3,8 %) deutlich häufiger betroffen sind als Männer (0,95 %) (Wittchen & Jacobi, 2012). Dieser geschlechtsspezifische Befund wurde in einer Reihe von Studien belegt. Die höhere Prävalenzrate bei Frauen begründen Kessler et al. (1995) damit, dass diese mehr schwerwiegende traumatische Ereignisse erleben (z.B. Kindesmisshandlung, Vergewaltigungen). Eine ebenfalls höhere Prävalenz des weiblichen Geschlechts konnte von Giaconia et al. (1995) unter Kindern und Jugendlichen festgestellt werden. Die Lebenszeitprävalenz bei 14- bis 18-jährigen Jugendlichen liegt zwischen 5 % und 10 % (Elklit, 2002). Bei 2- bis 5-jährigen Kindern wurde eine Prävalenzrate von 0,1 % ermittelt (Lavigne et al., 1996). Diese niedrige Rate spricht für eine mangelnde Adaptation der PTBS-Kriterien an das Kleinkind- und Vorschulalter.

Die generellen Schwankungen in den Studien hängen mit der unterschiedlichen Verwendung der Diagnosekriterien und den verschiedenen Erhebungsbedingungen zusammen. In einer israelischen Untersuchung wurde die Diagnose bei Erwachsenen z. B. nur bei 3 % der Betroffenen vom Hausarzt gestellt (Taubman-Ben-Ari et al., 2001).

Abhängigkeit vom Situationstyp

Die PTBS entwickelt sich nach traumatischen Erfahrungen also unterschiedlich häufig (Flatten et al., 2011), wobei die Wahrscheinlichkeit hierfür auch von der Art des traumatischen Situationstyps abhängt. Exemplarisch zeigt die folgende Aufstellung die mögliche Spannbreite (Flatten et al., 2011):

- ca. 50 % Prävalenz nach Vergewaltigung;
- ca. 25 % Prävalenz nach anderen Gewaltverbrechen;
- ca. 50 % bei Kriegs-, Vertreibungs- und Folteropfern;
- ca. 10 % bei Verkehrsunfallopfern;
- ca. 10 % bei schweren Organerkrankungen (Herzinfarkt, Malignome).

Eine mögliche genetische Ätiologie des Störungsbildes wurde explizit kontrolliert in einer Untersuchung von Goldberg et al. (1990) an eineiigen Zwillingen, von denen jeweils einer am Vietnamkrieg teilgenommen hatte. Die Autoren fanden eine Prävalenzrate von ca. 17 % unter den Kriegsteilnehmern im Verhältnis zu 5 % in der Vergleichsgruppe. Wurden nur diejenigen Zwillinge in den Vergleich einbezogen, die einem hohen Niveau von Einsatzstress ausgesetzt waren, so stieg die PTBS-Rate in der Untersuchungsgruppe auf das Neunfache der Kontrollgruppe an.

Grundsätzlich muss mit einer relativ breiten interindividuellen Variation bei der Verarbeitung potenziell traumatischer Situationen gerechnet werden. Wie die Zwillingsstudie nahelegt, bewegt sich der erbgenetisch determinierte Varianzanteil dabei innerhalb enger Grenzen. Umso wichtiger erscheint es auch unter präventiven Gesichtspunkten, dem differenziellen Verlauf der traumatischen Reaktion und den Bedingungen für ihren Übergang in chronische Verläufe, d. h. in den sog. traumatischen Prozess, verstärkte Aufmerksamkeit zu widmen (Kap. 1.5 und 1.6).

1.5 Prävention psychischer Erkrankungen nach Traumatisierungen

Traumatische Ereignisse werden von bis zu 84 % der Bevölkerung zumindest einmal erlebt (Lebenszeitprävalenz) (de Vries & Olff, 2009). Zu psychischen Folgeerkrankungen kommt es allerdings nur bei einer Minderzahl der Betroffenen. Selbst bei schweren Traumatisierungen wie Bürgerkriegen oder Vergewaltigungen, bleiben 50 % und mehr psychisch gesund (S3-Leitlinie PTBS; Flatten et al., 2011) (Kap. 1.6).

Die Frage nach gesund oder krank hängt wesentlich mit der individuellen Konstellation vielfältiger Schutz- und Risikofaktoren zusammen, angefangen bei den Kontextfaktoren der traumatischen Situation (Bedrohlichkeit, individuelle Bedeutung etc.), biografischen Dispositionen, aber auch der Ressourcenlage der Traumaopfer (zur Bedeutung von Ressourcen siehe auch Kap. 3).

Gut ausgebildete Ressourcen können die Entstehung psychischer Erkrankungen nach Belastungen verhindern oder deren Folgen zumindest abmildern. Sie umfassen beispielsweise Kompetenzen wie die Aufmerksamkeits- und Impulskontrolle sowie Stressbewältigungs-(Coping-)Strategien, die Wahrnehmung und den Umgang mit Emotionen und Körperfunktionen, die Fähigkeit zum Umgang mit Anspannung (zum Beispiel durch Anwendung aktiver Entspannungstechniken) oder auch soziale Kontakte und Kompetenzen.

Insbesondere bei Einsatzkräften wie Polizei, Feuerwehr oder Bundeswehr, aber auch in bestimmten Berufszweigen (z.B. Lokführer) sind traumatische Erlebnisse ein mehr oder weniger vorhersehbarer Teil des Berufsbildes. Für die Ausbildung und Versorgungsplanung dieser Professionen ist daher die Berücksichtigung von Ansätzen für eine gezielte Prävention von Traumafolgestörungen eine besondere Chance. Die häufig vertretene Ansicht, dass eine wiederholte Exposition mit traumatischen Situationen zu einer Prävention im Sinne einer „Gewöhnung“ führt, hat sich nicht halten lassen. Eher muss dann mit einem Symptomanstieg als Ausdruck eines Kumulativeffektes gerechnet werden.

In den letzten Jahren wurde eine Reihe von Techniken aus ressourcenorientierten psychotherapeutischen Verfahren oder Methoden abgeleitet und für präventive Zwecke adaptiert.

Zudem wurden Wirksamkeitsstudien durchgeführt, deren Zahl allerdings im Vergleich zu Therapiestudien eher begrenzt und die Qualität zum Teil sehr wechselhaft ist, so dass auf diesem Gebiet nach wie vor ein erheblicher Forschungsbedarf besteht.

Im Mittelpunkt der durchgeführten Studien stand vor allem der Effekt von Vorbereitungs- und Ausbildungsmaßnahmen vor dem Eintritt einer Belastung **(Primärprävention)** sowie von Frühinterventionen zeitnah nach einem Ereignis **(Sekundärprävention)**.

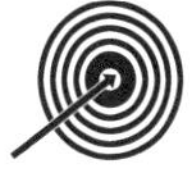

Auf das Thema Frühintervention wird im Kapitel 5.1 detailliert eingegangen.

Allgemeine Grundsätze der Primärprävention von Traumafolgestörungen

In den vergangenen Jahren wurde eine Reihe von psychosozialen Interventionen im Hinblick auf ihre Eignung für die Prävention von Traumafolgestörungen nach traumatischen Ereignissen untersucht (Zusammenfassung bei Skeffington et al., 2013); dazu gehörten:

- Psychoedukation zum Thema Stress und Stressfolgen;
- Stress- und Angstmanagement;
- Entspannungstechniken;
- Verbesserung von Coping-Strategien;
- Wahrnehmung von Körperfunktionen, Emotionen und Gedanken;
- Verbesserung von Aufmerksamkeits- und Emotionsregulation.

Im Regelfall werden diese Elemente insbesondere bei Einsatzkräften im Rahmen ihrer Ausbildung oder vor Beginn potenziell belastender Einsätze im Rahmen von Kleingruppen-Veranstaltungen vermittelt, um auch die positive Wirkung des Gruppenzusammenhalts (Kohäsion) zu nutzen und einen gegenseitigen Austausch der Teilnehmer zu fördern. Eine weitere Variante ist die Einbindung von Stressprävention in virtuelle, multimedia-basierte Simulationen von Einsatzgeschehen. Dabei werden einsatznahe Trainingssituationen eingespielt und die Anwendung von Präventionstechniken während der Situation geübt und nachbesprochen.

Spezielle Inhalte und Bewertung präventiver Ansätze

Psychoedukation ist ein verbreiteter Ansatz in der Primärprävention psychischer Belastungen. Sie beinhaltet die Vermittlung von Informationen zu möglichen Stressoren vor, während oder nach den

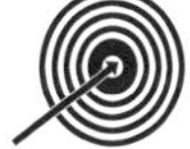

antizipierten Ereignissen. Kernbestandteil ist dabei die Besprechung der individuellen Bedeutung von potenziell kritischen, einschließlich auch traumatischen Ereignissen für die betroffene Person, sowie von möglichen psychischen und körperlichen Reaktionen (Früherkennung). Ergänzend können auch die Erarbeitung von Bewältigungsstrategien und die Vorstellung professioneller Hilfsangebote im Falle von Belastungen oder Erkrankungen hilfreich sein.

Meist wird Primärprävention dieser Art in Vortrags- oder Seminarveranstaltungen durch einsatzerfahrenes, geschultes Personal angeboten. Zusätzlich empfiehlt sich aber auch die Anwendung von Broschüren oder Internet-Angeboten.

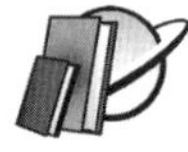

Beispielsweise hat die Deutsche Gesetzliche Unfallversicherung verfügbare Materialien in einer „Mediensammlung zum Thema Psychotrauma" zusammengefasst, die im Internet unter www.dguv.de kostenfrei abrufbar ist.

Die Bundeswehr verfügt mit www.PTBS-Hilfe.de und www.angriff-auf-die-seele.de über zwei online-basierte Portale, die eine Vielzahl an Materialien bereitstellen, unter anderem auch einen Online-Selbsttest und einen Lehrfilm zum Thema PTBS. Seit 2016 ist zudem eine App zu diesen Themen kostenfrei erhältlich („Coach PTBS") (Zu den Einzelheiten siehe auch Kapitel 5.10).

Auf der Website der Deutschsprachigen Gesellschaft für Psychotaumatologie (www.DeGPT.de) steht ein anschaulicher Lehrfilm zu Traumafolgen und ihrer Behandlung zur Verfügung.

Studien zum präventiven Effekt von Psychoedukation wurden bislang nur im Kontext von Sicherheitskräften durchgeführt, hatten allerdings methodische Schwächen, sodass noch keine gesicherte Aussage zu ihrer Wirksamkeit möglich ist (Skeffington et al., 2013).

Psychoedukation wurde in mehreren Ansätzen mit einer Vermittlung von Stressbewältigungskompetenzen kombiniert. Dazu gehören Wahrnehmungstrainings für Körperfunktionen und -reaktionen, zum Beispiel über Biofeedback, für Emotionen und gedankliche Bewertungen (Kognitionen). Diese sollen dabei als integraler Teil der Stressverarbeitung erkannt werden, um in einem zweiten Schritt Mechanismen der Gegenregulation zu erlernen, z. B. ein aktives Entspannungsverfahren. Bewährt haben sich bei traumabezogenem Stress Techniken zur Atementspannung sowie auch imaginative Verfahren, die Entspannung über die Entwicklung von Fantasiebildern zur inneren Sicherheit, Naturbezogenheit etc. ermöglichen (z. B. der „Sichere Ort", Kap. 3.2).

Ergänzend sind Verfahren des Stress- und Angstmanagements und der Aufmerksamkeits- und Emotionsregulation in der Prävention erprobt worden, daneben auch Kommunikationstrainings und die Erarbeitung von Coping-Strategien. Diese Techniken können in diesem Rahmen nicht detailliert wiedergegeben werden, es wird auf die einschlägigen Lehrbücher der Verhaltenstherapie (z. B. Margraf & Schneider, 2008) verwiesen.

Schutzfaktor soziale Unterstützung

Exemplarisch sei aber auf die Bedeutung sozialer Kontakte für die Prognose nach Traumatisierungen hingewiesen. Eine gute soziale Unterstützung hat sich in zahlreichen Studien als sehr wichtiger Schutzfaktor erwiesen. Maßnahmen, die zu einer Verbesserung dieser Unterstützung beitragen, wie beispielsweise die Entwicklung von Coping- und Konfliktbewältigungs-Strategien durch soziales Kompetenztraining, können daher stress-präventiv wirksam sein. An gleicher Stelle setzen auch Angebote an, die die Aufklärung von Angehörigen Traumatisierter verbessern, wie etwa Angehörigen-Hotlines, Angehörigengruppen oder Aufklärungsbroschüren, wie z. B. die der Bundeswehr „Wenn der Einsatz noch nachwirkt" für Angehörige traumatisierter Soldaten (www.angriff-auf-die-seele.de/cms/informationen/tipps/401-broschuere-wenn-der-einsatz-noch-nachwirkt.html, 17.2.2017).

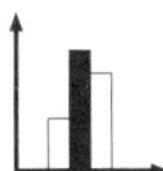

Die Kombination aus Psychoedukation und Stressbewältigungsstrategien wurde an einer Stichprobe von 20 Polizeibeamten in Sarajewo untersucht, von denen die Hälfte ein derartiges Training erhielten, die andere Hälfte als Kontrollgruppe dagegen nur eine Routine-Polizeiausbildung. Die Trainingsgruppe zeigte im Vergleich zur Kontrolle eine signifikante Reduktion von Angst und somatischen Reaktionen auf Stress (Sijaric-Voloder & Capin, 2008).

In zwei weiteren Studien an Polizeikräften wurden Psychoedukation und Stressbewältigungstraining in Kombination mit einer virtuellen Stressexposition durchgeführt und erprobt. Dabei wurden zunächst Informationen vermittelt und Techniken, z. B. Entspannungsverfahren, eingeübt. Anschließend wurden die Teilnehmer einer Computer-basierten Stresssituation ausgesetzt, die dem polizeilichen Berufsbild entsprach. Die trainierten Teilnehmer reagierten im Vergleich zu nicht Trainierten professioneller und mit weniger negativer Stimmung und Stress (Arnetz et al., 2009).

Um die verschiedenen Elemente von Stress- und Traumaprävention in einer standardisierten Form unter Nutzung von Multimedia-Elementen vermitteln zu können, wurde vom psychologischen Dienst der Bundeswehr das Computer-basierte Lern- und Übungsprogramm CHARLY (Chaos Driven Situations Management Retrieval System) entwickelt.

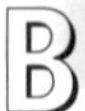

Computer-basierte Primärprävention CHARLY

CHARLY ist für Gruppen von 10–30 Soldaten zur Anwendung vor Beginn eines Auslandseinsatzes konzipiert. Jeder Teilnehmer arbeitet an einem eigenen Computer auf einer Plattform, die mit den anderen Anlagen vernetzt ist und auch Vergleiche der Ergebnisse zulässt. Die Bearbeitung dauert anderthalb Tage und wird von einem Psychologen begleitet, der für etwaige Fragen oder Probleme als Ansprechpartner zur Verfügung steht. Dabei führt ein strukturierter Algorithmus durch verschiedene Themenbereiche, zunächst Psychoedukation zu Stress und Trauma, einschließlich verschiedener Stress-Spiele (Serious Gaming), wobei das erzeugte Anspannungsniveau über eine vegetative Messung (Hautleitfähigkeit, Herzfrequenzvariabilität) angezeigt wird. Im Verlauf kommen ergänzend Informationen und Übungen zu einsatzbezogenen Stressoren und deren Auswirkung dazu (ebenfalls als Stress-Spiele), die Vorstellung verschiedener Entspannungsverfahren sowie soziales Kompetenztraining.

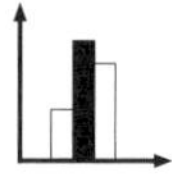

Zwischen 2012 und 2014 wurde eine Studie zur Wirksamkeit von CHARLY bei Bundeswehrsoldaten im Zusammenhang mit einem Auslandseinsatz durchgeführt (Wesemann et al., 2016). Dabei wurden 67 Teilnehmer vor und nach einem Einsatz mit verschiedenen psychometrischen Testverfahren untersucht, unter anderem der Symptom-Checklist-90 (revised) sowie der Posttraumatic Stress Diagnostic Scale (PDS). Konkret erhielten 36 Probanden randomisiert über anderthalb Tage CHARLY, 31 wurden als Kontrolle durch eine Psychologin über den gleichen Zeitraum zum Thema Stress und Stressbewältigung informiert. Bei vergleichbarer Art und Anzahl einsatzbezogener Belastungen waren die Probanden, die CHARLY erhalten hatten, nach dem Einsatz auf den beiden Skalen signifikant weniger belastet als die Kontrollgruppe.

Die gezielte psychologische Prävention von Traumafolgestörungen hat in den psychosozialen Versorgungssystemen noch nicht den Stellenwert der Therapie nach Traumatisierungen erreicht, obwohl in den letzten Jahren eine Reihe von Ansätzen entwickelt und evaluiert wurde. Die bisherigen Forschungsergebnisse sind aufgrund kleiner Fallzahlen und verbesserungswürdiger methodischer Designs eher noch als vorläufig zu bewerten. Es ergaben sich aber vielversprechende Hinweise, dass die Kombination von Psychoedukation und Trainingselementen einen positiven Einfluss auf die Verarbeitungsfähigkeit und Prognose stressexponierter Personengruppen haben könnte, insbesondere, wenn sie standardisiert und multimedia-basiert vermittelt werden.

1.6 Pathogenese und Verlauf trauma-induzierter Störungsbilder

Bei einer psychischen Traumatisierung wird die Entstehung von Beschwerden und Symptomen aus einem prozesshaften Geschehen, d.h. einem Entwicklungsverlauf heraus verstanden.

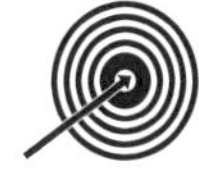

Das **Verlaufsmodell der psychischen Traumatisierung** nach Fischer und Riedesser (2009) umfasst einen dreiphasigen Ablauf: Am Anfang steht die „Traumatische Situation", gefolgt von der „Traumatischen Reaktion", welche in die Erholungsphase oder aber in den „Traumatischen Prozess" übergeht.

In diesem Modell werden zudem subjektive und objektive Aspekte der traumatischen Situation systematisch aufeinander bezogen; Symptombilder werden prozesshaft und umwelttheoretisch betrachtet statt überwiegend aus internen Eigenschaften des Symptomträgers heraus.

traumatische Situation

Die *traumatische Situation* umfasst das traumatische Ereignis selbst sowie die unmittelbar darauf folgende „Schockphase". Ob ein Ereignis einen traumatischen Charakter annimmt, hängt dabei nicht nur von objektiven Situationsfaktoren, wie beispielsweise der Dauer des Ereignisses, dem Bekanntheitsgrad des Täters oder der mittelbaren vs. unmittelbaren Betroffenheit ab. Auch personengebundene Merkmale wie die aktuelle und überdauernde psychische Disposition, protektive Faktoren (z.B. ein hilfreiches soziales Umfeld, für eine Übersicht biografischer Schutzfaktoren siehe z.B. Egle et al., 1997, siehe Kasten), Risikofaktoren (z.B. Vortraumatisierungen wie z.B. Verlust einer Bindungsperson in der Kindheit, siehe ebenso Egle ebd. und Kasten) sowie der physiologischen Disposition (vgl. Fischer & Riedesser, 2009) spielen eine Rolle (siehe auch Bender & Lösel, 2015).

Schutzfaktoren nach Egle et al. (1996, S. 19)

- eine dauerhaft gute Beziehung zu mindestens einer primären Bezugsperson;
- Aufwachsen in einer Großfamilie mit kompensatorischen Beziehungen zu den Großeltern und entsprechender Entlastung der Mutter;
- ein gutes Ersatzmilieu nach frühem Mutterverlust;
- überdurchschnittliche Intelligenz;
- ein robustes, aktives und kontaktfreudiges Temperament;

- sicheres Bindungsverhalten;
- soziale Förderung, z.B. durch Jugendgruppen, Schule oder Kirche;
- verlässlich unterstützende Bezugspersonen im Erwachsenenalter, vor allem Ehe- oder sonstige konstante Beziehungspartner;
- lebenszeitlich späteres Eingehen „schwer lösbarer Bindungen“;
- eine geringe Risiko-Gesamtbelastung.

Risikofaktoren nach Egle et al. (1996, S. 19)

- niedriger sozioökonomischer Status der Herkunftsfamilie
- mütterliche Berufstätigkeit im ersten Lebensjahr;
- schlechte Schulbildung der Eltern;
- große Familien und sehr wenig Wohnraum;
- Kontakte mit Einrichtungen der „sozialen Kontrolle“;
- Kriminalität oder Dissozialität eines Elternteils;
- chronische Disharmonie;
- unsicheres Bindungsverhalten nach dem 12./18. Lebensmonat;
- psychische Störungen der Mutter oder des Vaters;
- alleinerziehende Mutter;
- autoritäres väterliches Verhalten;
- Verlust der Mutter;
- häufig wechselnde frühe Beziehungen;
- sexueller und/oder aggressiver Missbrauch;
- schlechte Kontakte zu Gleichaltrigen;
- ein Altersabstand zum nächsten Geschwister von unter 18 Monaten;
- uneheliche Geburt.

In der traumatischen Situation ist Handeln dringend erforderlich, kann aber aufgrund der situativen Gegebenheiten nicht erfolgen; eine subjektiv angemessene Reaktion ist unmöglich. In bedrohlichen Stresssituationen versetzt das vegetative Nervensystem den Körper in einen Aktivierungszustand und bereitet ihn auf Reaktionen, die dem Selbstschutz dienen sollen, vor (Fischer & Riedesser, 2009; Herman, 2003). Diese Bereitstellungsreaktionen können als Triade von Kampf, Flucht oder Totstellreflex zusammengefasst werden (Bering, 2011). In der traumatischen Situation kann keine dieser akuten Reaktionstendenzen sinnvoll umgesetzt werden, es entsteht eine Diskrepanz zwischen Wahrnehmung und Handlung(-smöglichkeit); es kommt zu einer „unterbrochenen Handlung“.

traumatische Reaktion

Postexpositorisch stehen die Betroffenen dann vor der paradoxen Aufgabe, eine Erfahrung verarbeiten zu müssen, die ihre Verarbeitungskapazität überschreitet. Mit der *traumatischen Reaktion* versuchen sie, das Unfassliche dennoch zu fassen und zu überwinden. Die sich in dieser Phase zeigenden Beschwerden werden hierbei nicht als krankhaft angesehen, sondern als normale Reaktionen auf ein nicht normales, erlebtes Ereignis (sog. „Normalitätsprinzip"). Zur Verarbeitung des Erlebten muss das traumatische Erlebnis als singuläres Extremereignis der eigenen Lebensgeschichte begriffen werden, dessen Wiederholung zwar prinzipiell möglich, aber äußerst unwahrscheinlich ist.

Misslingt den Betroffenen die Integration des Traumas, geht die traumatische Reaktion nicht in die Erholungsphase, sondern in den traumatischen Prozess über. Die Symptome chronifizieren. Der traumatische Prozess ist gekennzeichnet durch den Versuch, mit einer unerträglichen Erfahrung zu leben, ohne sich mit ihr wirklich konfrontieren zu müssen.

In der postexpositorischen Phase findet somit eine Art Weichenstellung statt. Korrektive Umgebungsfaktoren können den Übergang in die Erholungsphase entscheidend erleichtern. Andererseits ist die postexpositorische Phase insgesamt als besonders vulnerabler Zeitabschnitt zu sehen, in dem schon vergleichsweise geringe zusätzliche Belastungen eine pathogene Entwicklung fördern können. Dem Umgang von Behörden und Helferpersonen mit Traumaopfern kommt hier eine besondere präventive Bedeutung zu (vgl. Eichenberg & Harm, 2008). Sie müssen geschult werden, sich sensibel auf den natürlichen Traumaverlauf und die vulnerable postexpositorische Zeit einzustellen und Hilfsmaßnahmen dem natürlichen Erlebnisverlauf und Verarbeitungsprozess der Betroffenen anzupassen.

Traumastörungen weisen insgesamt eine spezifische Pathogenese auf, die sich u.a. aus der Dynamik von Traumaschema und traumakompensatorischem System ergibt (ausführlich bei Fischer, 2007).

Insgesamt muss die Analyse traumatischer Situationen (wie z.B. sexueller Missbrauch) neben den traumatogenen Situationsfaktoren (z.B. Bekanntheit des Täters) und ihrem objektiven Zusammenwirken das zentrale traumatische Situationsthema berücksichtigen, das sich aus der Verzahnung von objektiven Gegebenheiten und subjektiver Bedeutungszuschreibung auf dem Hintergrund der persönlichen Lebensgeschichte bildet.

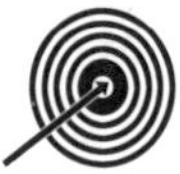

Das **zentrale traumatische Situationsthema** stellt die zentrale subjektive Bedeutung dar, die eine traumatische Situation für die betroffene Persönlichkeit annimmt. Hier liegt der Punkt maximaler Interferenz zwischen traumatischer Situation und Persönlichkeitssystem.

Oft sind es gerade die aufgrund früherer Belastungsfaktoren im Lebenslauf gebildeten traumakompensatorischen Mechanismen und Strukturen, die für Traumatisierung besonders anfällig oder „zerbrechlich" sind.

Traumaschema

Um diesen Punkt von Situationsfaktoren und persönlicher Situationsdeutung bildet sich das Traumaschema aus. Es ist durch eine systematische Diskrepanz von Wahrnehmung und Handlung gekennzeichnet und folgt einer Tendenz zur Wiederaufnahme und Vollendung der unterbrochenen Handlung. Diese kann die passive Form des Wiederholungszwangs annehmen und führt dann zu einer unbewussten Reproduktion der traumatischen Situation.

Das Traumaschema ist Ausdruck des Regulationsverlustes in der traumatischen Situation. Es speichert die Erinnerung an den Ereignisablauf, die peritraumatischen Erlebnisphänomene sowie ein Bild des Subjekts in hilfloser, ungeschützter Verfassung angesichts einer extrem bedrohlichen Lage. Unter dem Druck der peritraumatischen Erfahrung verliert das Traumaschema verschiedene Funktionen gelingender Wahrnehmungs- und Erfahrungsverarbeitung. Im postexpositorischen Zeitraum zielt die Traumaverarbeitung dann darauf ab, Erlebnisinhalte und Form des Traumaschemas aufzuarbeiten und in den kognitiv-affektiven Wissensbestand der Persönlichkeit zu integrieren. Ein Verarbeitungsmechanismus des psychobiologischen Systems ist hier ein Wechsel der Phasen von Verleugnung und Intrusion (Wiedererleben). Der Verarbeitungsprozess kann in diesen Phasen „entgleisen". Einmal kann der ursprüngliche traumatische Erlebniszustand als Panikzustand fortbestehen und der Betroffene wird dauerhaft von unkontrollierbarer Erregung überflutet. Eine zweite Variante besteht darin, dass sich die Vermeidungs-/Verleugnungsphase verfestigt und sogenannte „frozen states", eingefrorene Erlebniszustände mit psychovegetativen und psychosomatischen Reaktionen fixiert werden.

traumatischer Prozess

Bei relativ ungenügendem Abschluss der postexpositorischen Phase kommt es zum *traumatischen Prozess*. Dieser ist gekennzeichnet durch den paradoxen Versuch, sich an eine unerträgliche Erfahrung anzupassen, mit ihr zu leben, ohne sich mit ihr wirklich konfrontieren zu können. Bei genereller Schwäche der Kontrollfunktionen entwickelt sich eine chronische Posttraumatische Belastungsstörung mit intrusiver Symptomatik. Bei überstarken, starren Kontrollmaßnahmen, die bei einer Erfahrung von Extremtraumatisierung wie etwa der Folter überlebensnotwendig sein können, kommt es zu einer generellen Erstarrung der Persönlichkeit mit Verlust der emotionalen Spontaneität.

kompensatorisches Schema

In weniger extremen Fällen ist das Persönlichkeitssystem bestrebt, die traumatische Erfahrung durch Strategien zu kontrollieren, wobei der Entwurf des *kompensatorischen Schemas* die zentralste darstellt. Eine wesentliche Funktion des Schemas besteht in der kompensatorischen Umkehr des Traumaschemas. Aus hilfloser Abhängigkeit wird Sicherheit, aus Schwäche Stärke usw. Traumaschema und kompensatorisches Schema sind die zentralen dynamischen Kräfte im traumatischen Prozess. Das kompensatorische Schema entwirft ein verändertes Script oder Drehbuch, das sog. Traumascript, in dem die traumatische Erfahrung zwar enthalten ist, jedoch in erträglicher Dosierung und Verarbeitung.

Vertiefung: Traumakompensatorisches Schema

Basisstrategie und individuelle Ausprägung der traumakompensatorischen Maßnahmen: Während sich in der peritraumatischen Erfahrung spontane Selbstschutzmechanismen bilden, werden diese während der weiteren traumatischen Reaktion und im traumatischen Prozess elaboriert. Das kompensatorische Schema umfasst drei Komponenten: Eine ätiologische Theorie (wodurch ist das Trauma entstanden?), die Heilungstheorie (wie kann das Trauma geheilt werden?), die präventive Theorie (was muss geschehen, um eine Retraumatisierung zu vermeiden?). Diese Komponenten sind logisch aufeinander bezogen, basieren aber schon auf einer traumatischen Erfahrung, die entsprechend ihrer Speicherung im Traumaschema nur unvollständig zugänglich ist und in wichtigen Teilaspekten oft nur implizit erinnert werden kann. Von daher erwecken die traumakompensatorischen Maßnahmen einen – von außen betrachtet – irrationalen, unzweckmäßigen Eindruck, während es sich, gemessen am gegebenen Informationsstand, um subjektiv sinnvolle Maßnahmen handelt.

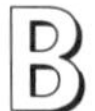

Traumakompensatorisches Schema nach sexualisierter Gewalt (nach Bering et al., 2004)

Eine 36-jährige Frau wurde Opfer sexualisierter Gewalt. Mit dem alkoholisierten Täter war sie freundschaftlich verbunden. Er sei ihrer Meinung nach „verrückt" geworden. Kindheitserinnerungen werden geweckt. Sie entwickelt das Vollbild einer PTBS, das von einer schweren depressiven Reaktion begleitet ist. Albträume quälen sie. Zu Hause ist sie sozial gut eingebettet; nur dort fühlt sie sich wohl. Außenkontakte meidet sie. Eine stationäre Behandlung lehnt sie wegen ihrer 4-jährigen Tochter ab; sie ist ihr Lebensinhalt.

Zehn Wochen nach dem Ereignis, nach dem Durchlaufen der Einwirkphase, befindet sie sich in der Phase der Verfestigung des traumatischen Prozesses. Die Situationsdynamik ist gekennzeichnet vom subjektiven Erleben der Patientin, eine vertrauensvolle Beziehung zum Täter aufgebaut zu haben. Auf der objektiven Seite jedoch wurde sie von ihm vergewaltigt. Die Dynamik des Traumaschemas besteht daher aus der Diskrepanz dieser beiden Situationsfaktoren („Vertrauen fassen vs. Enttäuschung erleben"). Nun setzt der Schutzreflex des Traumakompensatorischen Schemas ein mit seinen drei Anteilen (Ätiologie, Prävention, Reparation).

Ätiologisch: Um sich erklären zu können, wie sie sich in ihrer Wahrnehmung so täuschen konnte, führt die Patientin das Psychotrauma auf einen Ausnahmezustand des Täters zurück, indem sie ihn situativ für „verrückt" erklärt. Somit kann sie die guten Beziehungsanteile schützen.

Präventiv: Um nicht noch einmal Opfer einer Gewalttat zu werden, zieht sie sich in ihr häusliches Umfeld zurück und meidet Beziehungen zu anderen Menschen (außer zu ihrer Tochter), damit sie nicht wieder enttäuscht wird.

Reparativ: Die 4-jährige Tochter der Patientin ist Lebenssinn und Heilungstherapie gleichzeitig für ihre seelischen Verletzungen. Sie erholt sich über ihr Selbstbild als „gute Mutter".

Zwischen Spannungsfeld von Traumaschema und Traumakompensatorischem Schema entsteht die Symptomatik der PTBS vom depressiven Verlaufstypus.

1.7 Psychobiologie trauma-induzierter Störungsbilder

Die **Psychobiologie trauma-induzierter Störungsbilder,** das heißt die Interaktion psychischer und pathophysiologischer Prozesse und Veränderungen nach traumatischen Erlebnissen, ist durch ein komplexes Geschehen gekennzeichnet, das vielfältige Regelsysteme des Hirn- und hormonellen Stoffwechsels umfasst. Die maßgeblichen Zusammenhänge werden bis heute trotz umfangreicher Forschungsarbeiten noch nicht vollständig verstanden.

Um einen ersten Überblick zu erleichtern, erfolgt an dieser Stelle im Rahmen dieses einführenden Beitrags eine Beschränkung auf die Posttraumatische Belastungsstörung als Traumafolgestörung, über die in diesem Bereich auch die fundiertesten Erkenntnisse vorliegen.

Zur Vertiefung liegen detaillierte Reviews aus jüngster Zeit vor:

Sherin & Nemeroff, 2011; Marinova & Maercker, 2015

Die wesentlichen, einer Posttraumatischen Belastungsstörung zuzuordnenden Veränderungen finden sich in den folgenden Bereichen:

- (neuro-) hormonale Effekte;
- funktionelle Magnetresonanztomographie (fMRT) und Positronen-Emissionstomographie (PET);
- (Epi-) Genetik.

(Neuro-)hormonale Veränderungen

Im Mittelpunkt (neuro-) hormonaler Veränderungen nach Traumatisierung stehen die Katecholamin- (insbesondere Noradrenalin) und die Cortisolregulation.

vermehrte Noradrenalinausschüttung

Es kommt zu einer Hoch-Regulation der Plasmaspiegel des Stresshormons Noradrenalin, die zu sekundären Folgen wie gesteigerter Wachsamkeit und Nervosität (Hypervigilanz), Impulsivität, erhöhtem Blutdruck (Hypertonie) und Herzrasen (Tachykardie) führen kann. Diese wiederum tragen zu einer erhöhten Häufigkeit von Herzerkrankungen bei der PTBS bei, letztlich auch zu einer erhöhten Sterblichkeit (Mortalität) im Langzeitverlauf (S3-Leitlinie PTBS; Flatten et al., 2011).

Hypocortisolismus

Demgegenüber wird die Ausscheidung von Cortisol unterdrückt (Hypocortisolismus), mit der Folge reaktiv erhöhter Level an Corticotropin Releasing Hormon (CRH). Da Cortisol die Noradrenalin-Ausscheidung hemmt, führt der Cortisol-Mangel dementsprechend zu einer ungezügelten Ausscheidung (Disinhibition) von Noradrenalin und verstärkt dessen negative Folgen.

Weitere Regelsysteme, die sich nach Traumatisierungen verändern, hier aber nicht detailliert wiedergegeben werden können, umfassen beispielsweise Dopamin, Serotonin, gamma-Aminobuttersäure (GABA), Glutamat, endogene Opioide und Neuropeptid Y.

Zum Teil existieren zu diesen Veränderungen widersprüchliche Befunde, die auch mit den untersuchten Patientengruppen und traumatischen Ereigniskategorien zusammenhängen können.

Veränderungen im fMRT und PET

Eine Reihe von Studien konnte strukturelle und funktionelle Veränderungen des Gehirns nach Traumatisierungen nachweisen, die sich u.a. in der (funktionellen) Magnetresonanztomographie (fMRT) und der Positronen-Emissionstomographie (PET) abbilden ließen.

Strukturell zeigten sich verminderte Volumina der Hippocampi, des linken Corpus amygdaloideum (Mandelkern) und anterioren cingulären Cortex sowie der linken Insel und des rechten Gyrus parahippocampalis (Meng et al., 2014).

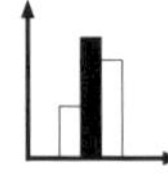

Bahnbrechend für die neurobiologische Modellbildung waren Untersuchungen mithilfe der Positronen-Emissionstomographie. Hiernach war unter experimentell induzierten szenischen Erinnerungen an ein Trauma (Flashbacks) besonders das Broca-Areal (motorisches Sprachzentrum) in seiner Aktivität unterdrückt und die Mandelkernregion (Corpus amygdaloideum) der rechten Gehirnhälfte besonders aktiv (Kosslyn et al., 1996).

Diese Befunde decken sich mit dem klinischen Phänomen, dass viele Traumatisierte das Geschehen oft nur bildhaft wiedererleben, nicht in Worte fassen können und immer wieder von einem Zustand wortlosen Entsetzens („speachless terror“) ergriffen werden.

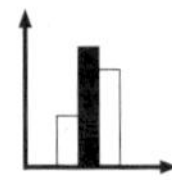

Parallel zu diesen Befunden waren im funktionellen MRT unter Reizexposition verminderte Aktivitäten des linken Hippocampus und Gyrus parahippocampalis auffällig. Diese Region ist an der emotionalen Bewertung und Einordnung eingehender (auch belastender) Sinneseindrücke beteiligt und damit für eine gesunde Reizverarbeitung unentbehrlich. Interessant war die Beobachtung, dass einige dieser Veränderungen unter kognitiv-behavioraler Stabilisierungsbehandlung im Gruppensetting rückläufig waren, also offenbar psychotherapeutisch beeinflussbar sind (Thomaes et al., 2012). Dieser Befund korrespondiert mit der Beobachtung, dass Patienten unter erfolgreicher Therapie trauma-bezogene Emotionen klarer wahrnehmen und benennen und dadurch die traumatische Erfahrung besser verstehen und in ihren Erlebnishorizont einordnen können.

(Epi-)genetische Dispositionen und Veränderungen

Bei trauma-assoziierten Erkrankungen stehen schon per definitionem Umweltfaktoren an erster Stelle der Pathogenese. Dennoch sind genetische Dispositionen Teil des Krankheitsgeschehens, vor allem Varianten (Polymorphismen) im genetischen Material der Gehirn-Botenstoffe (Neurotransmitter) Dopamin, Noradrenalin, Serotonin.

Dazu kommen umgekehrt aber auch genetische Veränderungen, die offenbar durch Traumafolgestörungen verursacht werden, zum Beispiel epigenetische Veränderungen im Methylierungsgrad von Glucocorticoid-Rezeptor-DNA und FKBP5-DNA (dieses Gen ist ein Modulator der Stresshormonachse und ist u.a. an der Entstehung von Depression beteiligt). Diese waren mit der Symptomschwere und Therapieprognose bei Kriegsveteranen assoziiert (Yehuda et al., 2013).

Die Erkenntnisse über die neurobiologischen Korrelate von Traumafolgestörungen sind in den vergangenen Jahren weit fortgeschritten. Sie sind deshalb von besonderer Bedeutung, da sie die Grundlage für Weiterentwicklungen in den Bereichen medikamentöser Behandlung, aber auch Früherkennung und Verlaufskontrolle von Traumafolgestörungen darstellen können.

1.8 Fragen zu Kapitel 1

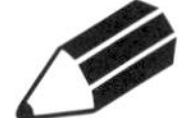

1. Bitte definieren Sie die Disziplin „Psychotraumatologie" inklusive der Beschreibung ihrer Ausdifferenzierungen.
2. Was versteht man unter einer „psychischen Traumatisierung"?
3. Bitte erläutern Sie den Begriff der „Kumulativen Traumatisierung".
4. Skizzieren Sie einige zentrale traumahistorische Konzepte.
5. Wie wahrscheinlich ist die Ausbildung einer PTBS nach a) Vergewaltigung, b) bei Kriegs- und Folteropfern, c) bei Verkehrsunfallopfern? Haben Sie Erklärungen für die individuelle Spannbreite für die Entwicklung einer Traumafolgestörung?
6. Skizzieren Sie das Verlaufsmodell der psychischen Traumatisierung nach Fischer und Riedesser.
7. Welche Schutzfaktoren stehen welchen Risikofaktoren gegenüber, die darüber entscheiden, ob ein Ereignis für eine Person traumatischen Charakter annimmt?
8. Nennen Sie drei Module, die in der Primärprävention psychischer Erkrankungen nach Traumatisierungen eingesetzt werden.
9. Auf welche Weise können Computer-basierte Angebote die konventionelle Stressprävention sinnvoll ergänzen?
10. Welche beiden (neuro-) hormonellen Systeme sind bei einer PTBS vor allem betroffen und wie?
11. Nennen Sie drei Areale des Gehirns, deren Funktion sich nach Traumatisierungen verändert.

2 Diagnostik im Spektrum der Traumafolgestörungen

Das diagnostische Gespräch mit Patienten, die unter Traumafolgestörungen leiden, stellt eine besondere Herausforderung für klinisch und gutachterlich tätige Mitarbeiter in Heilberufen dar. Das traumatische Ereignis hat zu vielfältigen Veränderungen im Denken, Fühlen und Handeln der Betroffenen geführt, deren Erfassung eine umfangreiche klinische Erfahrung erfordert.

So kann beispielsweise ein Erlebnis bei verschiedenen Individuen sehr unterschiedliche und individuell ausgestaltete posttraumatische Reaktionen und Erkrankungen nach sich ziehen.

Um der Komplexität der Erscheinungsformen gerecht zu werden, empfiehlt sich die Ergänzung des fachgerechten diagnostischen Gespräches durch standardisierte diagnostische Interviews und psychometrische Testung (Kap. 2.2).

2.1 Diagnostik und Differenzialdiagnostik

Gefahr von Triggerungen

Die Diagnostik posttraumatischer Erkrankungen steht insbesondere beim Erstkontakt mit Betroffenen vor der Problematik, ggfs. Themen und Ereignisse ansprechen zu müssen, die potenziell zu Triggerungen von Erinnerungen und Symptomatik und damit zu erheblichen Belastungen führen können. Auf diese Gefahr sollte bereits zu Beginn des Gespräches eingegangen und etwaige mögliche Reaktionsweisen besprochen werden, beispielsweise das Einlegen von Pausen oder die Durchführung einer Entspannungstechnik. Eine tiefergehende Exploration von Details traumatischer Situationen sollte wenn möglich erst dann erfolgen, wenn erste Stabilisierungsmaßnahmen erlernt und ein gutes therapeutisches Arbeitsbündnis hergestellt wurden.

Andererseits kann die Beobachtung solcher zum Teil auch vegetativ ausgestalteter Reaktionen ein diagnostisches Merkmal sein, das darauf hinweist, dass eine stärkere traumatische Fehlverarbeitung vorliegt.

klärender Effekt diagnostischer Gespräche

Traumadiagnostische Gespräche beinhalten aber nicht nur ein Belastungspotenzial. Das Erheben und Besprechen traumabezogener Inhalte kann für den Patienten durchaus auch eine ordnende und klärende Wirkung haben, die ihm hilft, seine Symptomatik in einen lebensgeschichtlichen Kontext einzuordnen. Dies wiederum kann zum Abbau von Unsicherheit und Ängsten und damit zu einer Stabilisierung beitragen.

sekundäre Belastungen

Darüber hinaus ist es wichtig, auch sekundäre Belastungen und Komplikationen nach Traumatisierungen zu besprechen. Dazu gehören beispielsweise körperliche Symptome wie Schmerzen, Auswirkungen auf die Lebensführung wie etwa das Sport- und Ernährungsverhalten und die sozialen Kontakte. Diese können einen erheblichen Einfluss auf die Lebensqualität und damit auch die Erkrankungsschwere haben.

Ressourcen erfassen

Um die therapeutische Prognose abzuschätzen, sollten im Zusammenhang mit der Lebensführung auch Ressourcen und Kompetenzen erfasst werden. Dazu gehören beispielsweise die Kompetenz in der Gestaltung und Strukturierung von Arbeit und Freizeit, das soziale Beziehungsverhalten, der Umgang mit Gefühlen, Konflikten, Distanz und Nähe, die Fähigkeit zur Selbstfürsorge, eine positive und wertschätzende Einstellung zu sich selbst, persönliche Wertorientierungen, Stärken und Schwächen. Zum Teil existieren auch für diese Bereiche standardisierte Fragebögen.

Diagnostik im Gutachten-Kontext

Traumafolgestörungen sind besonders häufig Gegenstand von Begutachtungen in verschiedenen Rechtsgebieten (Kap. 6), da sie sich direkt auf schädigende Ereignisse zurückführen lassen und somit die Herstellung eines kausalen Zusammenhangs erleichtern. Im gutachterlichen Kontext sollte ein besonderer Schwerpunkt auf die Einschätzung des traumatischen Charakters des Ereignisses nach den gültigen Klassifikationssystemen (A1-Kriterium, Kap. 2.4) gelegt werden. Die Interpretation von Ereignissen hinsichtlich ihrer Bedrohlichkeit gestaltet sich allerdings in einigen Fällen schwierig und hängt auch vom sozio-kulturellen Hintergrund des Betrachters ab. Dadurch kann es zwischen Patienten bzw. Begutachtungs-Probanden und Behandlern bzw. Gutachtern durchaus zu unterschiedlichen subjektiven Sichtweisen kommen.

Zusätzlich sollten Differenzialdiagnosen sorgfältig beschrieben und im Hinblick auf ihren Anteil an der gesamten Symptomatik abgewogen werden. Beispielsweise kann eine posttraumatische Übererregbarkeit auch Folge einer parallel bestehenden emotional instabilen Persönlichkeitsstörung sein, die dann nicht als Traumafolge entschädigungspflichtig wäre.

Im gutachterlichen Kontext ist auch der Einsatz von Test-Instrumenten zur Diagnosevalidierung sinnvoll. Dabei werden Verfahren angewandt, die Aufschluss über Simulationstendenzen bei dem Probanden geben.

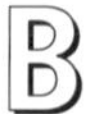

Ein Beispiel für ein solches speziell auf die posttraumatische Belastungsstörung angepasstes Instrument ist der Morel Emotional Numbing Test (MENT) (Morel, 1998). Dabei werden dem Probanden fotografische Porträts von Menschen gezeigt, die verschiedene Gefühlszustände mimisch ausdrücken. Aufgabe ist es, diese Gefühlszustände richtig einzuordnen. Dabei wird dem zu Testenden im Vorfeld suggeriert, dass es bei posttraumatischen Erkrankungen häufiger zu Fehleinschätzungen kommt (was aber nicht den Tatsachen entspricht). Bei ausgeprägter Simulationstendenz wird dann überzufällig häufig eine fehlerhafte Angabe gemacht, um einen hohen Leidensdruck zu demonstrieren. Der Einsatz derartiger Testungen ist aber insbesondere im klinischen Kontext ethisch umstritten.

2.2 Testdiagnostische Verfahren

Zur Erfassung von Traumata und ihren Auswirkungen sind einige psychometrische Verfahren und strukturierte Interviews entwickelt worden. Auch in projektiven Testverfahren wie dem Rorschach-Test wurden Indizes für Traumaerleben gefunden.

Insgesamt lassen sich die Verfahren danach unterscheiden, ob sie traumatische Erlebnisse im gesamten Lebensverlauf erfassen, sich auf bestimmte Lebensabschnitte (z.B. die Kindheit) beschränken oder spezielle traumatische Situationstypen (z.B. sexuellen Missbrauch, Folter) fokussieren.

diagnostische Treffsicherheit

Unter den Gütekriterien sind in der Traumaforschung neben den Maßen für prognostische (d.h. Vorhersagevalidität) und konkurrente (d.h. Übereinstimmungsvalidität) Validität Werte für die Treffsicherheit diagnostischer Urteile (Trauma-Fälle vs. nicht-Trauma-Fälle) von Bedeutung.

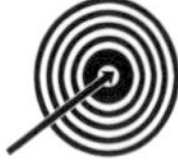

Die **Sensitivität** einer Skala gibt die Treffsicherheit gelingender Zuordnung an (korrekt zugeordnete positive Fälle). Die **Spezifität** einer Skala hingegen ist das Maß für den zutreffenden Ausschluss von Nicht-Fällen.

Aus beiden Maßen zusammen errechnet sich der Wert für die diagnostische Treffsicherheit einer Skala.

Im deutschen Sprachraum liegen folgende strukturierte Interviews vor:

- Diagnostisches Interview bei psychischen Störungen, DIPS (Margraf et al., 2011);
- Münchener Composite International Diagnostic Interview, M-CIDI (Wittchen et al., 1996);
- PTSD-Modul aus dem Strukturierten Klinischen Interview für DSM-IV, SKID (Wittchen et al., 1997);
- Clinician-Administered PTSD Scale, CAPS (Nyberg & Frommberger, 2001).

Im Folgenden werden die gebräuchlichsten Fragebogenverfahren kurz vorgestellt. Wichtig ist, dass in der klinischen Praxis stets relevante Komorbiditäten – auch mit speziellen Skalen – miterfasst werden. Exemplarisch werden am Ende dieses Kapitels einige Instrumente zur Erfassung des allgemeinen psychopathologischen Status aufgeführt.

Allgemeine Trauma-Skalen

Impact of Event Scale (IES). Die Skala misst die Einwirkung eines traumatischen Ereignisses im subjektiven Erleben des Betroffenen, und zwar in den Dimensionen Intrusion und Verleugnung/Vermeidung (Horowitz, 1979). Später wurden entsprechend der PTBS-Trias (Flashbacks, Vermeidung, Übererregung) Items zur Dimension Hyperarousal hinzugefügt (Weiss & Marmar, 1997). Die deutsche Version wurde von Maercker und Schützwohl (1998) validiert. Die Probanden werden gebeten, ihr Erleben in Bezug auf das belastende Ereignis innerhalb der letzten 7 Tage zu schildern. In den USA liegen Studien vor, in denen sich die IES als ein Instrument erweist, das für weite Bereiche traumatischen Erlebens Relevanz und Gültigkeit besitzt (Schwarzwald et al., 1987). Für den deutschen Sprachraum liegen mehrere Validierungsstudien vor (neben Maercker & Schützwohl, 1998 z.B. Hütter & Fischer, 1997).

Posttraumatic-Symptom-Scale (PTSS-10). Die PTSS-10 (Raphael et al., 1989) ist ein aus lediglich 10 Fragen bestehender Fragebogen, der nach allgemeineren Traumasymptomen wie u.a. Schlafstörungen, Albträumen, Stimmungsschwankungen, traumabezogenen Ängsten und Schreckhaftigkeit fragt. Diese nicht rein PTSD-spezifischen Symptome lassen sich recht gut mit einer PTSD in Zusammenhang bringen.

Der Test wurde von Schade et al. (1998) in die deutsche Sprache übersetzt und an über 3000 Soldaten und Feuerwehrleuten validiert. Allerdings wird in den PTBS-S3-Leitlinien (Flatten et al., 2011) auf die Unspezifität dieser Skala hingewiesen, d.h. sie produziert eine substanzielle Anzahl von falsch Positiven.

Posttraumatic Stress Diagnostic Scale (PDS). Die PDS (Foa, 1995) ist ein aus 49 Items bestehender Fragebogen zur Selbstauskunft. Er erfasst die diagnostischen Kriterien einer PTBS angelehnt an das DSM-IV und setzt sich zusammen aus einem Ereignisteil, in dem das Erleben zwölf verschiedener, potenziell traumatischer Ereignisse (Cluster A) systematisch erfasst wird, und einem zweiten Teil, in dem die Symptome in enger Anlehnung an die DSM-IV-Kriterien (Cluster B, C und D) ermittelt werden. Mithilfe der PDS ist es zusätzlich möglich, das Ausmaß der posttraumatischen Belastungssymptomatik zu quantifizieren, weshalb der Fragebogen auch zu Evaluationszwecken und zum Monitoring eingesetzt werden kann. Die deutsche Übersetzung weist zufriedenstellende Gütekriterien auf (Griesel, Wessa & Flor, 2006).

Kurze Screening-Skala für Posttraumatische Belastungsstörungen nach DSM-IV (PTBS-7). Der Fragebogen (Breslau et al., 1999; deutsche Version Maercker, 2008) erhebt, wie häufig sieben Symptome während des letzten Monats vor dem Hintergrund eines traumatischen Erlebnisses auftraten. Fünf Items beziehen sich auf die DSM-IV-Symptomgruppe Vermeidung und zwei auf die Symptomgruppe erhöhtes Erregungsniveau. Das Antwortformat ist vierstufig (von 0 = überhaupt nicht bis 3 = 5 mal pro Woche/fast immer). Bei der Auswertung wird das Vorhandensein eines Symptoms codiert, wenn es 2–4 mal pro Woche oder häufiger auftrat. Für eine PTBS-Diagnose müssen vier oder mehr Symptome mindestens 2–4 mal pro Woche vorhanden sein.

Essener Trauma-Inventar (ETI). Das ETI von Tagay und Senf (2014) ist ein Selbstbeurteilungsfragebogen mit 23 Items und erfasst zum einen ein breites Spektrum an traumatischen Ereignissen und zum anderen die beiden posttraumatischen Störungen Akute Belastungsreaktion (ASD) und Posttraumatische Belastungsstörung (PTBS) nach DSM-IV. In der Validierung an einer großen Stichprobe von psychisch und körperlich Kranken sowie gesunden Probanden fanden sich gute Reliabilitätskennwerte. Die 4-Faktoren-Struktur (Intrusion, Vermeidung, Hyperarousal und Dissoziation) konnte gut bestätigt werden (Tagay et al., 2007).

Trauma History Questionnaire (THQ). Der THQ (Green, 1996) ist ein Messinstrument (Checkliste) zur Selbstbeurteilung des Erlebens traumatischer Ereignisse über die Lebensspanne. Der Fragebogen umfasst 24 Items und kann für allgemeine wie klinische Stichproben eingesetzt werden (deutsche Übersetzung Maercker, 2002). Das Antwortformat ist zweistufig (Ja/Nein). Bei Bejahen werden spezifizierende Fragen nach der Häufigkeit der Erlebnisse, dem Alter bei Erleben und einer genaueren Beschreibung des Ereignisses gestellt. Geschlechtsspezifische Normen liegen vor. In einer Reteststudie an 25 Collegestudentinnen ergab sich über einen 2- bis 3-monatigen Zeitraum eine ausreichend gute Stabilität für die meisten der berichteten Ereignisse (Green, 1996). Aufgrund der Beschaffenheit des THQ als Checkliste sind weitere psychometrische Kennwertberechnungen weder sinnvoll noch notwendig. Eine ad-hoc-Erweiterung oder -Kürzung der Itemliste ist Anwendern aus diesem Grund prinzipiell möglich.

Kölner Traumainventar (KTI). Hier handelt es sich um ein deutschsprachiges Instrument, das die vergleichsweise umfassende und detaillierte Erhebung von psychotraumatologischen Risiko- und Belastungsfaktoren bei Mehrfachtraumatisierungen ermöglicht (Fischer, 2000 a). Die Situationsfaktoren der Allgemeinen und Speziellen Psychotraumatologie werden detailliert behandelt. Eine Kurzform und Interviewversion ermöglichen eine selektive Abfrage.

Darüber hinaus fokussieren andere Skalen auf bestimmte trauma-assoziierte Symptome.

Dissociative Experience Scale (DES). Dissoziatives Erleben ist lange Zeit über diagnostisch wenig beachtet worden und im Übrigen klinisch nicht leicht zu erfassen. Von daher sind Skalen, die eine erste Abklärung erlauben, für klinische Praxis wie Forschung sehr wertvoll. Die DES von Bernstein und Putnam (1986) und Carlson und Putnam (1993) erfasst die persönlichkeitstypische Neigung zu dissoziativen Erlebnisweisen (Dissoziation als „trait“). Der Fragebogen zu Dissoziativen Symptomen (FDS; Freyberger, Spitzer & Stieglitz, 1999) ist eine ins Deutsche übersetzte Version der DES. Die übersetzte Version wurde um 16 auf 44 Items erweitert. Diese fragen nach weiteren Symptomen, die gemäß der ICD-10 (Dilling et al., 1994) zusätzlich als dissoziative Phänomene eingestuft werden. Ausgehend von diesen Items wurde von den Autoren eine zusätzliche Subskala Konversion definiert.

Peritraumatic Dissociative Experience Questionnaire (PDEQ). Im Unterschied zur DES erhebt der PDEQ dissoziative Erlebnisweisen während der traumatischen Situation (Dissoziation als „state"). Neben der retrospektiven Information über das Situationserleben kann es prognostisch auch als Screening-Instrument für Teilaspekte des PTBS-Risikos verwendet werden. Hohe Werte im PDEQ erwiesen sich in Untersuchungen als ein relativ zuverlässiger prognostischer Indikator für die spätere Ausbildung eines psychotraumatischen Belastungssyndroms (vgl. Fischer et al., 1998). Es existiert auch eine Version für Raterinnen, die aufgrund von Interviews oder Therapieerfahrung eine Fremdeinschätzung abgeben können (Marmar et al., 1997).

Skalen für spezielle psychotraumatische Syndrome

Als Beispiele für situationsspezifische Skalen gelten folgende:

Kölner Risikoindex (KRI). Zur Verhinderung langfristiger psychischer Traumafolgen und im Rahmen einer Frühintervention ist es wichtig, über ein geeignetes Screeninginstrument zur Früherkennung zu verfügen (Kap. 2.5). Aus diesem Anlass wurde der KRI entwickelt, zunächst in seiner ursprünglichen Fassung für die Opfer von Gewalttaten (Fischer, 2000 a). Inzwischen wurde er für unterschiedliche Gruppen von Betroffenen abgewandelt und validiert, wie Opfer von Unfällen, Katastrophen, Banküberfällen und für die Auswirkung militärischer Einsätze. Unter anderem wurde der KRI als Prognoseinstrument in der mittelfristigen Nachsorge nach den Amokläufen z. B. in Emsdetten und Winnenden eingesetzt.

Harvard Trauma Questionnaire (HTQ). Hierbei handelt es sich um ein Instrument zur Erfassung der Folgen von Extremtraumatisierung durch Folter und politische Verfolgung. Wegen seiner transkulturellen Bezüge wurde das Verfahren in fast alle Sprachen der Welt übersetzt. Es existieren verschiedene Versionen, die jeweils kulturspezifisch angepasst wurden. Die deutsche Übersetzung findet sich in Maercker und Bromberger (2005).

DESNOS (Disorder of Extreme Stress Not Otherwise Specified). Der DESNOS von van der Kolk et al. (1996, deutsche Übersetzung Fischer, 2000) ist ursprünglich als Interview konzipiert worden und existiert inzwischen auch als Fragebogenversion. Das Instrument ist zurzeit noch nicht vollständig validiert, sodass die sich ergebenden Daten eher klinisch interpretiert werden sollten. Der DESNOS dient der Stellung einer Zusatzdiagnose zur PTBS: der Diagnose „Disorder of Extreme Stress Not Otherwise Specified“ bzw. „complex posttraumatic stress disorder“ („complex PTSD“) i. S. von Herman (1993), die speziell auf die Opfer schwerer interpersoneller Gewalt zugeschnitten ist.

Childhood Trauma Questionnaire (CTQ). Der CTQ ist ein Selbstbeurteilungsinstrument, das sich eignet, retrospektiv Missbrauch und Vernachlässigung im Kindes- und Jugendalter zu erfassen (Bernstein & Fink, 1998; deutsche Übersetzung Gast et al., 2001). Eingesetzt werden kann der Fragebogen bei Jugendlichen und Erwachsenen ab einem Alter von 12 Jahren. Die Skalen der Kurzversion CTQ-SF umfassen Missbrauch (drei Subskalen: emotional, physisch, sexuell) und Vernachlässigung (zwei Subskalen: emotional und physisch). Zusätzlich ist eine weitere Skala (drei Items) vorgesehen, die Tendenzen misst, kindliche Missbrauchserfahrungen zu bagatellisieren oder zu leugnen.

Skalen zur Erfassung von allgemeiner psychischer Symptombelastung und Komorbidität

Symptom-Checkliste (SCL-90). Die SCL-90 misst die subjektiv empfundene Beeinträchtigung durch körperliche und psychische Symptome einer Person innerhalb eines Zeitraumes von sieben Tagen bis heute. Sie gehört zu den weltweit am häufigsten eingesetzten Selbstbeurteilungsverfahren zur Erfassung der psychischen Belastung. Die 90 Items der neun Skalen beschreiben die Bereiche Aggressivität/Feindseligkeit, Ängstlichkeit, Depressivität, Paranoides Denken, Phobische Angst, Psychotizismus, Somatisierung, Unsicherheit im Sozialkontakt und Zwanghaftigkeit. Drei globale Kennwerte geben Auskunft über das Antwortverhalten bei allen Items. Es liegen aktuelle, bevölkerungsrepräsentative Normen und eine separate Normierung Studierender vor (Franke & Derogatis, 2002). Die SCL-90 existiert auch als Kurzform, dem Brief Symptom Inventory (BSI) (Franke, 2000).

Beck Depressionsinventar (BDI II). Das BDI-II stellt ein Instrument zur Beurteilung der Schwere der Depression bei psychiatrisch diagnostizierten Jugendlichen ab 13 Jahren und Erwachsenen dar (Beck et al., 2013). Zu 21 Symptomen der Depression werden jeweils vier Aussagen vorgegeben, von denen diejenige auszuwählen ist, die am besten beschreibt, wie sich der Beurteiler in den vergangenen beiden Wochen gefühlt hat. Bei zwei Items (Veränderungen der Schlafgewohnheiten und Veränderungen des Appetits) gibt es Vorgaben, die sich sowohl auf die Verminderung als auch auf die Vermehrung von Schlaf und Appetit beziehen. Dabei ist ebenfalls nur eine Aussage auszuwählen.

Gesundheitsfragebogen für Patienten (PHQ-D). Der PHQ-D ist ein Instrument, das Screening und Fallidentifikation sowie die Messung des Schweregrades und des Behandlungserfolges der häufigsten psychischen Störungen erleichtern soll (deutsche Version von Löwe et al., 2002). Es handelt sich um einen Selbstauskunftsfragebogen. Die Items zu den einzelnen Störungsbildern wurden bei der Entwicklung des Instrumentes aus den diagnostischen Kriterien des DSM-IV abgeleitet. Die American Psychiatric Association (APA) empfiehlt die Skalen des PHQ für Schweregradmessung von Störungen aus den Bereichen Angst, Depression und Somatisierung.

2.3 Traumatisierung im spezifischen Kontext: Situationstypologie

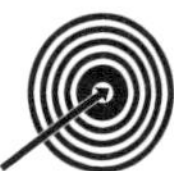

Das Teilgebiet der **Speziellen Psychotraumatologie** (Kap. 1.2) handelt von speziellen traumatischen Situationen und Verläufen wie Traumatisierung am Arbeitsplatz (Mobbing), Gewaltkriminalität, sexueller Kindesmissbrauch und andere Kindheitstraumata, Arbeitslosigkeit als psychisches Trauma, lebensbedrohliche Erkrankung als Faktor psychischer Traumatisierung, Vergewaltigung, Holocaust, Folter und Exil. Die Erkenntnisse der Allgemeinen und der Differenziellen Psychotraumatologie werden hier auf Situationstypen bezogen, die situationsspezifische traumatische Reaktionen und Prozesse hervorrufen.

Hier kann nur ein Auszug der infrage kommenden Situationen behandelt werden (eine ausführlichere Darstellung bei Fischer & Riedesser, 2009).

Holocaust

Die Vorgänge des Holocaust sind so unbegreiflich, dass auch heute noch immer typische Gegenübertragungsreaktionen zu beobachten sind, die als Abwehr gegen dieses unfassbare Geschehen gewertet werden müssen.

Das u.a. von Lifton (1993) beschriebene Phänomen des „doubling“, der Identitätsverdopplung, kann nach Fischer und Riedesser (2009) hier als Beispiel dienen. In Interviews mit KZ-Ärzten zeigte sich, dass diese ihre Anpassung an das mörderische Regime durch Verdoppelung ihrer Persönlichkeit organisiert hatten. So gab es den Dr. Mengele 1, den humanistisch gebildeten, sensiblen, musikalisch interessierten, fürsorglichen Familienvater und den Dr. Mengele 2, den gnadenlosen Lebensvernichter und Experimentator mit Menschenleben. Die Verdoppelung der Persönlichkeit in ein privates und ein sozial organisiertes Selbst löst zahlreiche innere Probleme aus. Dissoziative Phänomene vom Typ des „doubling“ kennzeichnen häufig die Täterpersönlichkeit und führen beim Opfer zu einer kognitiven Verwirrung, die therapeutisch nur durch die Fähigkeit zur „Objektspaltung“ (Fischer, 1990) – die kognitive Leistung, die doppelte Buchführung der Täterpersönlichkeit metakognitiv hinterfragen zu können – überwunden werden kann.

doubling

Als Vorläufer der heutigen allgemeinen psychotraumatischen Syndrome kann das KZ-Überlebenden-Syndrom angesehen werden. Als Merkmale des KZ-Überlebenden-Syndroms gelten nach Niederland (1980) und Eitinger (1964) (zit. nach Fischer & Riedesser, 2009):

Merkmale des KZ-Überlebenden-Syndroms

1 Schwere, oft ganz plötzlich einsetzende Erregungs- und Angstzustände.
2 Ein unartikuliertes Gefühl des Andersseins als die, die nicht durch die Hölle von KZ, Ghetto, Arbeitslager und jahrelangem Leben im Versteck gingen.
3 Tiefe Überlebensschuld, d.h. Schuldgefühle desjenigen, der überlebte, gegenüber den ermordeten Angehörigen und Kameraden.
4 Ein Zustand des seelischen Überwältigt- und Verringertseins, der nur schwer zu beschreiben ist und sich in Depressionen, apathischer Zurückgezogenheit, Kontaktmangel, Unfähigkeit zu Freude und Genuss bis zur völligen Starre und geistigen Abstumpfung äußert.
5 Das Bild des „lebendigen Leichnams“, ein von der ständigen Begegnung mit dem Tod geprägtes schattenhaftes, furchtsames, gedrücktes Verhalten.
6 Quälendes Wiedererleben der Schrecken des Lagers, als Hypermnesie bezeichnet, z.B. von Misshandlungen, Ermordung von Angehörigen.

7 Ermüdung, leichte Erschöpfbarkeit, Konzentrations- und Gedächtnisstörungen.
8 Sexuelle Störungen.
9 Psychosomatische Beschwerden wie Herzbeschwerden, Kopfschmerzen, Schwindel, Schweißausbrüche, Magen- und Darmbeschwerden, Schlaflosigkeit.
10 Psychotische Zustände mit Wahnvorstellungen (Gefühl noch immer im Lager und verfolgt zu sein).

Holocaust-Forscher sprechen von einem „Pakt des Schweigens“ („pact of silence“), der sich zwischen den ehemaligen KZ-Häftlingen und ihrer späteren sozialen Umgebung bildete.

transgenerationale Auswirkung

Die bisherigen Untersuchungen zur transgenerationalen Auswirkung des Holocaust stimmen jedoch darin überein, dass ein solcher Pakt des Schweigens nicht stabil sein kann, sondern zu weiteren, oft belastenden Reinszenierungen des Traumas führt. Verschiedene Konzepte wurden entwickelt, um diese Wiederholungen verständlich zu machen. So betont Kogan (1995) z.B. die Aktivität der Eltern, ihre Kinder in Rollen und Konstellationen der eigenen unverarbeiteten Vergangenheit hineinzudrängen. Das Konzept der transgenerationalen Weitergabe von Traumata macht diese Vorgänge verständlicher (s.u.).

Die psychotherapeutische Arbeit mit Holocaust-Opfern der zweiten und dritten Generation steht vor einigen Herausforderungen. Die eine besteht in einer Verleugnung des historischen Hintergrunds zahlreicher Störungen und Schwierigkeiten, die bei den Opfern des Holocaust von Generation zu Generation weitergegeben werden können. Nur wenn in der Psychotherapie des traumatischen Prozesses der historische Zusammenhang konkret herausgearbeitet wird, kann auch der transgenerationale Wiederholungszwang unterbrochen werden. Die zweite Herausforderung besteht darin, den Opferstatus nicht zu einem so bestimmenden Merkmal zu erheben, dass darunter die Individualität des Patienten verschwindet.

Folter und Exil

Amnesty International hat in den letzten fünf Jahren aus 141 Ländern glaubhafte Berichte über Folter und Misshandlung erhalten. Foltermethoden sind vielfältig, dazu gehören u.a. „Verschwindenlassen“, forciertes Exil sowie systematische Folter, die physisch, psychisch und in einigen Varianten auch pharmakologisch erfolgt.

Dabei ist der physische Nachweis der Folter oft schwierig, da manche Methoden unspezifische Folgen hinterlassen. Besonders an der traumatischen Situation der Folter ist, dass sie wirksame Anpassungs- und Bewältigungsmechanismen nicht zulässt. Relativ wirksame Bewältigungsmechanismen sind Derealisierung, Depersonalisierung und dissoziative Reaktionen. Die Opfer der Folter müssen all ihre seelischen Kräfte aufbieten, um im täglichen Leben, zu dem oft die belastenden Erfahrungen des Exils hinzukommen, noch überlebensfähig zu sein. Um funktionsfähig zu bleiben, muss die Foltererfahrung häufig eingekapselt und verdrängt werden.

Therapie von Folteropfern

Bei der Therapie von Folteropfern ist darauf zu achten, dass keine Ängste hervorgerufen werden durch ein Setting oder Verhaltensweisen des Beraters/Therapeuten, die an die Folter erinnern können (z.B. durch zufällig sich ähnelnde Positionen zueinander im Raum). Zuhören, sich offen halten auch für die kulturellen Verschiedenheiten, gehört zu den obersten Grundsätzen. Wegen der sprachlichen Verschiedenheit muss bisweilen mit einem Dolmetscher gearbeitet werden (zu dieser besonderen Situation und ihren Herausforderungen siehe z.B. Abdallah-Steinkopff, 1999; Dhawan, 2004; zu den Belastungen und Gefahren sekundärer Traumatisierungen für Dolmetscher siehe z.B. Teegen & Gönnenwein, 2002). Diese können eine wichtige Chance der Kontaktaufnahme zum Patienten sein, da sie dessen kulturelles Umfeld gut kennen und es dem Therapeuten erleichtern können, eine Haltung der Aufgeschlossenheit und Neugier gegenüber neuen Erfahrungen im therapeutischen Prozess einzunehmen und dadurch Missverständnisse zu vermeiden.

Bei der Psychotherapie von Überlebenden der Folter ist die Pharmakotherapie nicht zwingend notwendig; eine Indikation besteht lediglich für den vorübergehenden Einsatz zur Unterstützung und Erleichterung psychotherapeutischer Methoden (Kap. 5.8). Hilfsangebote zur Anpassung der Persönlichkeit an die gegenwärtige Lebenssituation schließen medizinische, sozialtherapeutische und psychologische Maßnahmen ein.

Flüchtlinge

Flüchtlinge sind nicht erst seit den Krisen und Kriegen der Neuzeit eine Herausforderung für bestehende Gesellschaftsordnungen. Diese besteht unter anderem darin, dass Menschen aus verschiedenen Kulturkreisen in mehr oder weniger großer Zahl nicht nur versorgt, sondern auch in bestehende gesellschaftliche Strukturen integriert werden müssen. Neben den interkulturellen Unterschieden spielt dabei auch die Krankheitslast psychischer Symptombilder eine wesentliche Rolle für Integrationsbemühungen.

Im Jahr 2015 waren weltweit 65,3 Millionen Menschen auf der Flucht, 50 % dieser Flüchtlinge weltweit sind Kinder (www.uno-fluechtlingshilfe.de). In den letzten Jahren wurden zudem hunderttausende Asylanträge in den westeuropäischen Staaten gestellt.

Flüchtlinge waren nicht selten sowohl in ihrem Heimatland als auch auf der Flucht vielfältigen belastenden oder traumatisierenden Situationen ausgesetzt. Im Vordergrund stehen dabei sowohl lebensbedrohliche Ereignisse, die mit Kriegshandlungen in den Herkunftsstaaten in Verbindung stehen, aber auch solche, die im Rahmen einer längeren Flucht auftreten können. Triggerungen durch uniformierte Kräfte im Rahmen eines Aufnahmeprozesses im Zielland können dadurch beispielsweise zum Problem werden.

kultursensitive Einfühlung

Für Kontaktpersonen und Helfer im Gastland erfordert der Umgang mit Flüchtlingen ein großes kultursensitives Einfühlungsvermögen, um die Erzählungen und Problematiken richtig einordnen zu können. So hat beispielsweise die Zerstörung von Klöstern für einen religiösen Tibeter einen deutlich höheren Stellenwert als Bedrohungen der eigenen körperlichen Integrität. Für Menschen aus kollektivistischen Kulturen, in denen das Überleben des Einzelnen von familiären beziehungsweise Stammesstrukturen abhängt, kann das Verstoßen-Werden aus diesen Verbünden ein erhebliches traumatogenes Potenzial beinhalten (Assion et al., 2013).

Nicht bei jedem Flüchtling, der solchen Situationen ausgesetzt ist, entstehen psychische Erkrankungen. Die in Studien angegebenen Prävalenzen sind je nach untersuchter Patientel und Methodik sehr unterschiedlich. Offenbar besteht ein Dosis-Wirkungseffekt, abhängig von der Anzahl traumatischer Erlebnisse. Die Zugehörigkeit zu einer ethnischen Minderheit oder zum weiblichen Geschlecht scheint einen zusätzlichen Risikofaktor darzustellen.

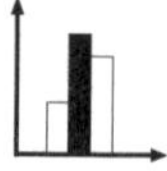

Nach einer aktuellen Metaanalyse von Stil in 2009, der eine Reihe von Studien seit 1980 auswertete, leiden circa 30 % aller Flüchtlinge an einer posttraumatischen Belastungsstörung und circa 30 % an einer Depression. Dazu kommen zahlreiche andere psychische Krankheiten und Symptombilder, beispielsweise somatoforme Störungen, und soziale Problematiken wie Schwierigkeiten bei der Integration und dem Spracherwerb im Gastland.

Bei der diagnostischen Bewertung der erhaltenen Angaben ist zu beachten, dass in anderen Kulturkreisen nicht selten Bezeichnungen oder Syndrome gebräuchlich sind, die von den westlichen Standards abweichen. So werden zum Beispiel für psychische Erkrankungen Umschreibungen oder Organmetaphern benutzt („Würmer kriechen über die Haut").

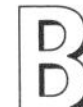

Ein Beispiel für eine in westlichen Versorgungssystemen wenig bekannte Erkrankungsform ist Latar. Dabei handelt es sich nach traumatischen oder Verlusterlebnissen um kurzdauernde dissoziative Zustände von „Seelenverlust", die zum Beispiel mit Suggestibilität, Angst, obszönen Gesten und Willfährigkeit einhergehen können.

Therapie von Flüchtlingen

Die therapeutische Arbeit mit traumatisierten Flüchtlingen verlangt von Therapeuten eine besondere Erfahrung und interkulturelle Kompetenz. Beispielhaft sei erwähnt, dass im Rahmen des 3-Phasen-Modells der Traumatherapie (Kap. 4) die Stabilisierungsphase besonders betont werden sollte und sich gegebenenfalls mit kurzen Konfrontationsphasen abwechseln sollte. Ein Grund ist, dass traumatische Erfahrungen in anderen Kulturkreisen nicht selten als schicksalhaft erlebt werden, verbunden mit einer inneren Verpflichtung zum Aushalten der psychischen und physischen Folgen. Der Sinn einer Trauma-Konfrontationsbehandlung, die auf eine Verminderung des Leidensdruckes abzielt, erschließt sich damit für den Patienten nur schwer.

Wichtige Themen in der Therapie können zudem Schuldgefühle und Scham sein, da der Weggang aus dem eigenen Land aufgrund schwieriger Lebensverhältnisse oder Kriegsbedingungen häufig als Verrat an den daheim Gebliebenen empfunden wird. Eine Rückkehr in die Heimatländer kann dadurch erheblich erschwert sein.

Zusätzlich sollten auch die Lebensbedingungen im Gastland eine Rolle spielen. Fremdheit der Kultur, aber auch eine erlernte Hilflosigkeit durch langjährige aufenthaltsrechtliche Verfahren sind dabei zentrale Themen. Insbesondere depressive Erkrankungen werden dadurch nicht selten begünstigt.

Traumatisierungen im militärischen Kontext und bei Einsatzkräften

militärischer Kontext

Die Zugehörigkeit zu einem militärischen System geht mit einem erhöhten Risiko einer Exposition mit vielfältigen traumatischen Ereignissen einher. Dazu gehören im Inland beispielsweise Unfälle mit Großgerät oder Waffen. Im Auslandseinsatz reicht das Spektrum von belastenden Erlebnissen von Zerstörungen und Gewalttaten in der Zivilbevölkerung (vor allem gegen Frauen und Kinder), über Anschläge und Beschuss bis hin zu Kampfhandlungen, die auch die Notwendigkeit mit sich bringen können, Menschen zu verletzen oder zu töten (Wittchen et al., 2012).

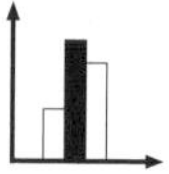

Die daraus resultierenden psychischen Belastungen und Erkrankungen sind heterogen und unterscheiden sich in Qualität und Quantität zwischen den verschiedenen Nationen. In der Deutschen Bundeswehr waren in einer großen epidemiologischen Studie 2,9 % der untersuchten Soldaten nach einem Einsatz in Afghanistan 2009/2010 von einer Posttraumatischen Belastungsstörung betroffen, 10,8 % litten unter einer Angststörung, 7,8 % unter affektiven Störungen, 2,5 % unter einer somatoformen Störung und 3,6 % unter einer Alkoholerkrankung (Wittchen et al., 2012).

Kampfhandlungen

Eine komplexe Herausforderung für Diagnostik und Therapie im militärischen Kontext stellen Kampfhandlungen und das Töten von Menschen dar. Diese erhöhen das Risiko psychischer Folgen signifikant, insbesondere für die PTBS, Suchterkrankungen, Depression und Suizidalität (Castro, 2014). Snow et al. (1988) fanden unter Vietnamveteranen, die einem mittleren Niveau von Kampfstress ausgesetzt waren, eine PTBS-Rate von 28 %. Bei Begrenzung der Stichprobe auf ehemalige Soldaten, die maximalen Einsatzstress erlebt hatten, erhöhte sich die Erkrankungsrate auf 65 %.

Zudem kommt es durch derartige Handlungen zu spezifischen Reaktionsformen, die in der Regel auch eine moralische Dimension („Moral Injury“, Wertorientierungen) beinhalten und wiederum eine erhebliche Auswirkung auf Symptomentwicklung und therapeutischen Verlauf haben (Zimmermann et al., 2014).

Therapie im militärischen Bereich

Neben den klassischen Formen der Traumatherapie wie Kognitiv-behaviorale Therapie (CBT), Prolonged Exposure und Eye Movement Desensitization and Reprocessing (EMDR), die auch im militärischen Bereich erfolgreich angewandt werden (Castro et al., 2014; Alliger-Horn et al., 2015), erlangen therapeutische Ansätze, die die Besonderheiten militärischer Traumatisierungen berücksichtigen, eine zunehmende Bedeutung (Castro, 2014). Dazu gehört beispielsweise die Thematisierung von Schuld- und Schamgefühlen in Gruppenprogrammen.

Die Bundeswehr hat in den letzten Jahren eine Reihe von präventiven und therapeutischen Ansätzen und Programmen etabliert, die im Schwerpunkt in den Bundeswehrkrankenhäusern in multimodalen

Behandlungssettings angeboten werden. Aber auch eine Behandlung in zivilen Einrichtungen ist für Soldaten möglich. Die Versorgungsgesetzgebung hat zudem umfangreiche Verbesserungen in der Versorgunglage aktiver und ehemaliger Soldaten eingeführt. Der Sozialdienst der Bundeswehr hält entsprechende Informationen bereit (www.bundeswehr.de).

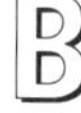

Ein 41-jähriger Berufssoldat im Dienstgrad eines Stabsfeldwebels stellt sich in der psychiatrischen Traumaambulanz eines Bundeswehrkrankenhauses vor. Anlass sind Schlafstörungen (Schlafdauer von 3–4 Stunden pro Nacht), familiäre Probleme durch seine zunehmende Gereiztheit und sein Rückzugsverhalten und eine Triggerung von Einsatzerinnerungen durch lauten Knall (z. B. zu Silvester).

Er befand sich insgesamt fünfmal über jeweils vier Monate in Auslandseinsätzen, davon dreimal in Afghanistan und einmal im Kosovo. Als Angehöriger der Kampftruppen war er häufig außerhalb des Lagers unterwegs. Dort kam es diverse Male zu Kampfhandlungen, er erlebte aber auch ethisch belastende Situationen in der Zivilbevölkerung, z. B. Gewalt gegen Kinder. Neben dem Vollbild einer Posttraumatischen Belastungsstörung entwickelte er in den Monaten nach seinem letzten Einsatz auch eine starke Angst vor Menschenmengen mit entsprechendem Vermeidungsverhalten (Agoraphobie). Er litt zudem unter Schuldgefühlen, weil er auf Menschen geschossen hatte und machte sich Vorwürfe, weil einer seiner Kameraden bei einem Schusswechsel schwer verwundet wurde und er ihn vermeintlich nicht ausreichend geschützt habe.

Es wurde eine stationäre Intervalltherapie in dem entsprechenden Bundeswehrkrankenhaus mit ihm vereinbart, zunächst für drei Wochen zur stationären Stabilisierung im Gruppensetting, nach einer drei- bis sechsmonatigen Zwischenentlassung dann zur ersten Traumakonfrontation mit EMDR.

Einsatzkräfte

Auch bei *zivilen Einsatzkräften* sind Traumafolgestörungen ein relevantes Thema und zeichnen sich durch spezifische berufsbedingte Besonderheiten aus.

Mitarbeiter von *Feuerwehren* werden, insbesondere wenn sie auch am Rettungsdienst beteiligt sind, besonders häufig mit dem Leid anderer Menschen konfrontiert, zum Beispiel bei der Versorgung schwerer Verletzungen. Gleichzeitig arbeiten sie regelmäßig unter Lebensgefahr, wie etwa bei der Bekämpfung von Bränden, der Rettung aus einsturzgefährdeten Häusern etc.

Polizeibeamte stehen ebenfalls unter dem Druck eigener Gefährdung in vielfältigen, oft überraschend eintretenden Gefahrensituationen. Dabei stellt der Gebrauch einer Schusswaffe für viele eine besondere, z.T. auch ethisch begründete Belastung dar.

Studien erbrachten dementsprechend deutlich erhöhte Quoten psychischer Erkrankungen bei Einsatzkräften, die allerdings sehr schwankten. Bei der PTBS lagen die Prävalenzraten zwischen 5 % und 30 %, nach Bekämpfung großer Brände und nach Schusswaffengebrauch waren sie besonders hoch.

Eine schwierige Herausforderung stellt der Umgang mit psychischen Symptomen bei Einsatzkräften dar. Das Organisationsklima und die Persönlichkeitsstrukturen sind oft noch sehr geprägt von einem engen Gruppenzusammenhalt, aber auch von Männlichkeitsidealen, starkem Bedürfnis nach Anerkennung und sozialer Verantwortung. Damit geht eine hohe Stresstoleranz einher, aber auch eine nur gering ausgeprägte Fähigkeit, sich mit als Schwäche erlebten Symptomen bei Kollegen zu öffnen oder eine psychotherapeutische Behandlung aufzunehmen (Krampl, 2007).

Traumatisierung in der Kindheit

Nach Fischer und Riedesser (2009) sollten Überlegungen zur Traumatherapie mit Kindern grundsätzlich davon ausgehen, ob und inwieweit das verwandtschaftliche und nachbarschaftliche Umfeld helfend zur Verfügung stehen kann. Die therapeutische Aufgabe besteht darin, dem Kind in einem oft lang dauernden therapeutischen Prozess zu ermöglichen, die überwältigende traumatische Erfahrung so weit zu verarbeiten und zu integrieren, dass kein durch das Trauma bewirkter Entwicklungsrückschritt fixiert wird, sondern dass die phasenspezifischen Entwicklungsaufgaben bewältigt werden können. Die Therapie sollte insbesondere die altersgemäßen kindlichen Verarbeitungsmechanismen unterstützen. Eine wichtige Funktion hat dabei das *traumatische Spiel* (Lackner, 2004), in dem die Kinder die traumatische Erfahrung in selbstdosierter Menge noch einmal durchleben und in ihrer Fantasie nach Auswegen suchen. Sie ändern z. B. die dem Trauma vorausgehenden Ereignisse, unterbrechen den traumatischen Handlungsablauf, machen die Verletzungen ungeschehen etc. Im posttraumatischen Spiel können die traumakompensierenden Strategien geprobt werden. Um den Riss zwischen vor- und posttraumatischer Identität zu mildern bzw. zu verhindern, sollte die Therapie an die positiven prätraumatischen (Beziehungs-)Erfahrungen des Kindes anknüpfen.

sexueller Kindesmissbrauch

Für die spezielle Psychotraumatologie des sexuellen Kindesmissbrauchs müssen die Dynamiken der traumatischen Sexualisierung, von Stigmatisierung, Verrat, Ohnmacht und Parentifizierung berücksichtigt werden. Den Studien von David Finkelhor (1984, 2008; Finkelhor & Browne, 1985) ist eine Darstellung von traumatogenen Situationsfaktoren und Verlaufsmustern der traumatischen Reaktion, die für die Mikroanalyse von Missbrauchssituationen überhaupt aufschlussreich und daher auch für andere Felder der speziellen Psychotraumatologie anregend ist, zu entnehmen. Er unterscheidet verschiedene traumatogene Dynamiken, die jede für sich eine besondere pathogene Wirkung entfaltet und die sich in ihrem Zusammenspiel noch multiplizieren kann.

Tab. 2.1: Traumatogene Dynamiken des sexuellen Kindesmissbrauchs nach Finkelhor (1984; Fischer & Riedesser, 2009)

Dynamik	Psychische Folgen	Symptome
Traumatische Sexualisierung		
Das Kind wird belohnt für altersunangemessenes sexuelles Verhalten, tauscht Aufmerksamkeit und Zuwendung gegen Erleiden sexueller Praktiken. Die sexuelle Beteiligung des Kindes wird zu einem Wert an sich: Das Kind lernt falsche Annahmen über sexuelles Verhalten und sexuelle Moral. Sexuelle Aktivität wird je nach Fall assoziiert mit negativen Emotionen und Erinnerungen.	Überbetonung des sexuellen Bereichs, Verwirrung bezüglich der eigenen altersgemäßen Identität sowie sexueller Normen, Vermischung oder Verwechslung von Sexualität mit Liebe und Fürsorge, Aversion gegen sexuelle Intimität.	Zwanghaftes sexuelles Verhalten, Promiskuität, Prostitution, sexuelle Störungen, Vermeidung von Sexualität. Sexualisierung von Beziehungen auch zu den eigenen Kindern.
Stigmatisierung		
Der Täter beschimpft und erniedrigt sein Opfer, erpresst es, die Handlungen geheim zu halten. Das Kind erfährt die Aktivitäten als etwas, wofür es sich schämen muss, erntet schockierte Reaktionen auf Versuche der Offenlegung, wird von anderen verantwortlich gemacht und wird von Außenstehenden als „verdorben" angesehen.	Schuld- und Schamgefühle, beschädigtes Selbstwertgefühl, Gefühle der Entfremdung von anderen, weil die beschämenden Erfahrungen nicht mitteilbar sind.	Selbstisolierung, Delinquenz, selbstschädigendes Verhalten, Selbstverletzungen bis hin zum Suizid, Drogen- und Alkoholkonsum als Versuche der Selbstbetäubung und Selbstmedikation.

►

Tab. 2.1: Fortsetzung

Dynamik	Psychische Folgen	Symptome
Verrat		
Vertrauen und Abhängigkeit des Kindes werden ausgenutzt, Erwartungen von Schutz und Fürsorge durch Bezugspersonen enttäuscht, das Recht des Kindes auf Wohlbefinden wird missachtet. Keine Unterstützung und Schutz vonseiten nicht missbrauchender Bezugspersonen.	Trauer, Depression, extreme Abhängigkeit, Misstrauen, Ärger, Feindseligkeit als Ausdruck von Rachewünschen, erhöhte Vulnerabilität für weitere Missbrauchserfahrungen und Ausbeutung in intimen Beziehungen.	Anklammerungsverhalten, aggressives Verhalten, Delinquenz als Weitergabe der Verratsdynamik an unbeteiligte Dritte, transgenerationale Weitergabe an die eigenen Kinder.
Ohnmacht		
Körpergrenzen werden gegen den Willen des Kindes überschritten; es werden Gewalt oder Manipulation eingesetzt, um das Kind zu verführen; das Kind fühlt sich unfähig, sich selbst zu schützen oder den Missbrauch zu stoppen; das Kind kann sich nicht glaubwürdig mitteilen.	Gefühl hoher Verletzbarkeit der Körpergrenzen, Angst, verringertes Gefühl der Selbstwirksamkeit, Selbstwahrnehmung als schutzloses Opfer, verstärktes Kontrollbedürfnis, Identifikation mit dem Aggressor.	Albträume, Phobien, somatische Beschwerden, Ess-/Schlafstörungen, Depression, Dissoziation, Weglaufen, Schul-/Arbeitsplatzprobleme, mögl. Reviktimisierung aufgrund erlernter Hilflosigkeit, ungesteuert aggressives Verhalten bis zu Delinquenz, Übernahme der Täterrolle, Verkehrung von Ohnmacht in Allmacht.
Parentifizierung und verzerrte soziale Rollenzuweisung (Orphanisierung, „Verwaisung")		
Das Kind wird in eine Erwachsenen-, oft in eine Elternrolle gedrängt. Besondere Zuwendung durch missbrauchenden Erwachsenen, altersinadäquate Belohnung, Zuweisung einer Vorrangstellung gegenüber den Geschwistern. Verlust der eigenen Kindheit/Kindlichkeit.	Geringe Frustrationstoleranz, Distanzverlust, Umkehr der Generationenrolle, Verlust der Kindlichkeit.	Störungen des Sozialverhaltens (ansprüchlich dominierend, manipulativ), Konflikte mit Gleichaltrigen, Rivalität/Machtkämpfe mit Erwachsenen, frühreifes, pseudoerwachsenes Ausdrucksverhalten.

Je nach Ausprägung einzelner Situationsfaktoren und entsprechender Dynamiken ergeben sich typische Szenarien, die in unterschiedlichem Grad für das Kind zerstörerisch sein und unterschiedliche Folgen haben können.

Bei der Therapie kommt es zunächst einmal darauf an, den Missbrauch zu stoppen. Dies ist beim familiären Missbrauch oft sehr schwierig, da Inzesttäter gewöhnlich über ein besonderes Gespür für soziale Machtverhältnisse verfügen. Ist der reale Missbrauch beendet, kann versucht werden, die Folgen aufzuarbeiten bzw. einzudämmen. Das übergeordnete Ziel besteht wie oben schon beschrieben darin, den unterbrochenen kindlichen Entwicklungsprozess wieder in Gang zu bringen.

Bei Kindern wie Erwachsenen können die traumatogenen Dynamiken des sexuellen Missbrauchs nach Finkelhor (ebd.) als Leitlinie für das therapeutische Vorgehen verwendet werden. Therapieziel ist die klare Unterscheidung zwischen Sexualität auf der einen und Liebe, Zuwendung und sozialer Bindung auf der anderen Seite. Die erwachsene Patientin wie auch das missbrauchte Kind müssen in der Therapie erfahren können, dass Sexualität und zärtliche Bindung zwei voneinander unabhängige Momente einer Beziehungserfahrung sind. Durch diese Kontrasterfahrung kann der „gordische Knoten" einer Vermischung von Sexualität und Zärtlichkeit, den der sexuelle Kindesmissbrauch bewirkt, schrittweise wieder aufgelöst werden. Hierzu müssen sich die Therapeuten auf eine verlässliche Beziehung einlassen können. Sie dürfen jedoch weder verführerisch agieren noch aber grundsätzlich zurückweisend. Gelingt diese Balance, so kann allmählich das verwirklicht werden, was das Kind sich ersehnte, aber nicht erhalten konnte: verlässliche, empathische Zuwendung ohne Sexualisierung.

Exkurs: Transgenerationale Weitergabe von Traumata

Die transgenerationale Weitergabe von Traumatisierungserfahrungen bezeichnet die therapeutisch nicht bearbeitete, unbewusste Weitergabe von Symptomen und Erleben der Traumata an die nächsten Generationen.

Beim innerfamiliären Missbrauch hängt die transgenerationale Weitergabe entscheidend davon ab, ob die Opfer den (Inzest-) Täter weiter idealisieren oder ob sie sich mit ihm auseinandersetzen können. Unter dem Druck des Idealisierungsbedürfnisses wird das Trauma abgespalten und kann später erneut stimuliert werden, etwa wenn eine analoge Situation im Lebensverlauf auftaucht. Fischer und Riedesser (2009) nennen folgendes Beispiel: Es wird eine Tochter geboren. Jetzt lebt das Trauma wieder auf, und der innere Konflikt wird oft so gelöst, dass der eigene verachtete Selbstanteil, die negative Identität, die vor allem durch Schuldzuschreibung an die eigene Person entsteht, auf die Tochter projiziert wird. Diese wächst in einer „Sündenbockrolle“ auf, zugleich eng an die Mutter gebunden, und wird von dieser unbewusst ermutigt, sexuell verführerisch zu sein. Die Missbrauchserfahrung wird in einem abgespaltenen Erlebniszustand gespeichert und an der nächsten Generation reproduziert.

Ein zweiter Weg der Weitergabe führt über Väter, die in ihrer Kindheit und Jugend sexuellen Missbrauch erleben mussten. Kaufman und Zigler (1987) schätzen in ihrer Analyse von drei prospektiven Studien eine Rate von 30 % auf diesem Übertragungswege.

Schon seit einiger Zeit wurde auch dem Thema der transgenerationalen Weitergabe von kriegstraumatisierten Eltern, sog. Kriegskindern, an ihre Kinder, sog. Kriegsenkel, vermehrt Aufmerksamkeit geschenkt (Radebold, 2008). Interdisziplinäre Betrachtungen sind hier besonders wichtig (Fooken & Heuft, 2014).

Bedeutsam für Psychotherapie wie Prävention ist der Umstand, dass die Erfahrung emotional unterstützender Beziehungen den transgenerationalen Teufelskreis unterbrechen kann. Die Psychotherapie muss dann allerdings als Traumatherapie geführt werden, d.h. die traumatische Situation aufarbeiten und zudem korrektive emotionale Erfahrungen ermöglichen.

Traumatisierung im höheren Lebensalter

Auch bei Menschen im höheren Lebensalter sind Traumafolgestörungen relevant. Ältere Menschen blicken aufgrund ihrer langen Lebensspanne meist auf eine Vielzahl belastender und traumatischer Ereignisse zurück. Dabei können sich akute Traumafolgeerscheinungen mit längerfristigen, chronifizierten Störungen überschneiden.

Neben dem Erleben des Zweiten Weltkriegs als Kinder kommen Traumatisierungen aus jüngerer Zeit, die mit den typischen Lebensumständen des älteren Menschen zu tun haben können, beispielsweise Verlusterlebnisse naher Angehöriger, Erlebnisse von Gewalt oder Vernachlässigung in Pflegeeinrichtungen etc. Nach neueren Studien sind in dieser Altersgruppe circa 7 % von einer posttraumatischen Belastungsstörung betroffen (Maercker et al., 2008).

Neben der posttraumatischen Belastungsstörung sind in dieser Gruppe vor allem Angst- und depressive Störungen zu finden. Nicht selten sind diese Erkrankungen bereits über viele Jahre chronifiziert, da es insbesondere der älteren Generation aufgrund von Sozialisationsprozessen schwerfällt, sich mit einer psychischen Erkrankung in Behandlung zu begeben. Stigmatisierungsängste, persönliche Erwartungen oder auch Unkenntnis über die Ursachen von Symptomen können Gründe dafür sein.

körperliche Symptome

Derartige langjährige Verläufe können dann auch zusätzliche körperliche Symptome nach sich ziehen. Bei der PTBS sind beispielsweise vielfältige kardiovaskuläre Syndrome wie Bluthochdruck oder Herzinfarkt und Schlaganfall als körperliche Folgen beschrieben. Diese Komorbidität muss im therapeutischen Setting besonders berücksichtigt werden: hoch konfrontative und damit belastende Behandlungsansätze können bei schweren Organerkrankungen problematisch sein.

Behandlungsbereitschaft

Um die Behandlungsbereitschaft älterer Menschen zu erhöhen, sollte das soziale Umfeld in die Früherkennung, Diagnostik und Behandlung mit einbezogen werden. Dazu gehört auch die enge Vernetzung mit sozialen Diensten oder dem allgemeinmedizinischen Versorgungssektor.

Die traumabezogene Psychotherapie selbst kann grundsätzlich nach den auch für jüngere Erwachsene gebräuchlichen Techniken durchgeführt werden. Aufgrund zum Teil bestehender kognitiver Einschränkungen und der Verlangsamung von Lernprozessen sollte allerdings gegebenenfalls auf eine reduzierte Arbeitsgeschwindigkeit und gelegentliche Wiederholungen von Inhalten geachtet werden.

Altersunterschied Patient/Therapeut

Für die persönliche Patient-Therapeuten-Beziehung kann zudem der erhebliche Altersunterschied problematisch werden, indem in der unbewussten Interaktion Elemente einer Großeltern-Enkel-Beziehung wirksam werden und den Umgang mit den Rollenbildern „Therapeut/Patient" erschweren. Zudem sollten sich Therapeuten gedanklich mit den Wertesystemen anderer historischer Epochen auseinandersetzen und eine Haltung der Akzeptanz und des Respektes gegenüber der Lebensleistung ihrer Patienten einnehmen (Kuwert et al., 2015).

Lebensrückblick-Therapie

Im Hinblick auf spezifische altersbezogene Ansätze existiert bislang nur wenig empirisch abgesicherte Literatur. Ein vielversprechendes therapeutisches Vorgehen scheint in einer traumabezogenen Adaptation einer Lebensrückblick-Therapie zu bestehen. Dabei wird zum einen mit dem Patienten systematisch und oft chronologisch an bedeutenden Lebensereignissen gearbeitet, um diese dadurch emotional und kognitiv noch einmal erfahrbar zu machen. Dadurch werden Prozesse von Bilanzierung und Sinngebung angestoßen.

Maercker hat diesen Ansatz um eine spezifische traumatherapeutische Bearbeitung erweitert, wodurch die Erlebnisse in einen biografischen Zusammenhang eingeordnet und dadurch besser verstanden werden können (Maercker, 2002).

Vergewaltigung

Sexuelle Gewalterfahrungen können zusammenfassend dem traumatischen Situationsfaktor „negativer Intimität" zugeordnet werden. Der Täter überschreitet in einer extrem negativ emotionalen Gewaltsituation die Körpergrenzen des Opfers. Besonders prekär dabei ist, dass die Situation negativer Intimität zu einer intensiveren Bindung führen kann, als dem Opfer bewusst wird (siehe – auch wenn in der Dynamik nicht ganz vergleichbar, aber in der paradox wirkenden Reaktion – das sog. Stockholm-Syndrom, das eine besondere psychische Reaktion von Geiseln und Geiselnehmern beschreibt, z. B. Harnischmacher & Müther, 1987).

eigenes Trauma reinszenieren

Viele Täter gestalten die Gewaltsituation so aus, dass das Opfer gewissermaßen zum Träger ihrer eigenen unbewussten Konflikte und Traumatisierung wird. Untersuchungen haben sehr eindrucksvoll gezeigt, dass selbst traumatisierte Täter in der Gewaltsituation ihr eigenes Trauma reinszenieren als unbewussten Versuch, das eigene Trauma zu überwinden (Fischer et al., 2013). Das Opfer trägt dann sozusagen den unbewussten Konflikt des Täters, sein zerstörtes Wesen und seinen Hass mit sich herum. So kommt über die exemplarische Situation und negative Intimität eine unerwartet enge, extrem negative Form der Bindung zustande – oft gerade jene Beziehungserfahrung, die die Untergruppe der traumatisierten Gewalttäter in ihrer Kindheit machen musste. Die erste, an sich gesunde traumatische Reaktion, sich übergeben zu müssen und damit das aufgezwungene bösartige Introjekt wieder auszustoßen, muss in der Therapie durch einige Transformationsschritte ergänzt werden, die dem Opfer erlauben, dem Täter sein „zerstörtes Wesen" gewissermaßen zurückzugeben im Sinne der Erkenntnis, dass der Täter niemand anderen geschädigt, gedemütigt und erniedrigt hat als sich selbst (Fischer & Riedesser, 2009). Im Prozess dieser Traumaverarbeitung wird auch die Frage einer angemessenen Bestrafung des Täters bedeutsam und diesem somit die Verantwortlichkeit für sein Handeln zurückzugeben.

Missbrauch in der Therapie

Das Gleiche gilt für die spezielle Situation des sexuellen Missbrauchs in therapeutischen Beziehungen, d. h. bei Übergriffen von Therapeuten auf ihre Patienten. Hieraus ergeben sich für die Opfer nicht nur Besonderheiten in der traumatischen Situation, Reaktion und dem Prozess, sondern auch für die Folgebehandlungen (ausführlich bei Becker-Fischer & Fischer, 2008; Eichenberg, Becker-Fischer & Fischer, 2010). Daher wurde sexueller Missbrauch in der Therapie auch als distinktes psychotraumatisches Syndrom beschrieben (professionales Missbrauchstrauma, Eichenberg et al., 2010).

Studien ergaben, dass die Folgen für die Opfer massiv sind. Es verschärften sich nicht nur die Symptome, wegen derer die Therapie beim missbrauchenden Therapeuten einst aufgenommen wurden, sondern es traten ebenso neue Symptome auf, die typisch für Traumaopfer sind (z. B. Misstrauen und Vertrauensverlust, Schlafstörungen, Flashbacks, Konzentrations- und Gedächtnisstörungen, emotionaler Rückzug, Somatisierungsneigungen, Suizidalität (Eichenberg et al., 2010; Becker-Fischer & Fischer, 1997). Insgesamt konnten die meisten von N = 77 Patienten, die in ihrer Psychotherapie einen sexuellen Therapeutenmissbrauch erleben mussten, aufgrund dieses Ereignisses als traumatisiert eingestuft werden (89,5 % insgesamt, davon 78,9 % schwer oder mittelgradig traumatisiert; Eichenberg et al., 2010). In dieser Betroffenenbefragung gaben nur gut die Hälfte an, das Bedürfnis nach einer Folgetherapie zu haben. Die andere Hälfte hatte aufgrund des Missbrauchs des Ersttherapeuten einen generellen Vertrauensverlust in Psychotherapie erlitten.

Studien haben sich auch damit beschäftigt, welche Risikofaktoren seitens der Therapeuten sexuellen Missbrauch in der Psychotherapie begünstigen. Dabei zeigte sich, dass vor allem erfahrene und angesehene Therapeuten (Somer et al., 1999; Lamb et al., 2003), krisenhafte Lebensumstände (Lamb et al., 2003; Rodolfa et al. 1997), narzisstische Störungen und Defizite (Simon, 1989) und sehr häufig eigene schwere Traumatisierungen (Jackson et al., 2001; Schmidbauer, 1997; Becker-Fischer & Fischer, 1997; Eichenberg et al., 2010) prädispositionieren.

Becker-Fischer und Fischer (1997) konnten zwei verschiedene Therapeutentypen herausarbeiten, die jeweils auf unterschiedliche Weise versuchen, unbewusst ihre eigene nicht aufgearbeitete Traumatisierung im Missbrauch am Patienten zu bewältigen. Das heißt in den sexuellen Übergriffen werden traumatische Kindheitserfahrungen des Therapeuten reinszeniert.

Wunscherfüllertypus

Beim sog. Wunscherfüllungstypus ist die unbewusste, handlungsbestimmende Motivation die Verleugnung der traumatischen Erfahrungen durch Illusion einer heilen Welt und der Rettung durch die Patienten. Dabei besteht die Tendenz zu Rollenumkehr und zwar in dem Sinne, dass der Patient nun zum Retter in der Not wird, indem vom

Therapeuten symbiotische Verschmelzungswünsche entwickelt und ausagiert werden (siehe unten Fallbeispiel; für weitere Fallbeispiele siehe Löwer-Hirsch, 1998).

Rachetypus

Beim sog. Rachetypus steht die Abwehr der traumatischen Erfahrungen im Vordergrund, d. h. die erlebte Hilflosigkeit durch Identifikation mit dem Täter und Befriedigung der Rachegelüste an dem Patienten. Sie dominiert eine sexuelle Missbrauchssituation, die auch häufig sadistische Züge annimmt.

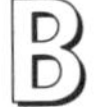

Wunscherfüllertypus: Fallbeispiel F., Lehranalysand (40 Jahre)

F. entwickelt in seiner Lehranalyse starke Verliebtheitsgefühle seiner Therapeutin gegenüber. Aus dem Wissen, dass es sich hier um eine „Übertragungsliebe" handelt, möchte er diese nicht ausleben, sondern therapeutisch bearbeiten.

Die Analytikerin gesteht ihm bald auch ihre Liebesgefühle. So etwas habe sie mit einem Patienten noch nie erlebt. Sie gesteht ihm, starke erotische Wünsche ihm gegenüber zu haben. Ihre Ehe- und eigenen psychischen Probleme treten mehr und mehr in den Vordergrund. Die Sitzungsfrequenz wird erhöht. F. kann die Stunden kaum mehr erwarten.

Bald sieht sich F. in der Rolle, auf die Grenzen des therapeutischen Settings zu achten. Nachdem die Analytikerin die Stunden nicht mehr in Rechnung stellt, treffen sich die beiden privat. Nach einer Begegnung, in denen es zu Zärtlichkeiten kommt, möchte F. den Kontakt beenden. Die Analytikerin schreibt F. daraufhin wütende Briefe, sie fühle sich abgewiesen und von ihm alleingelassen, und droht, dass er Schaden nehmen würde, wenn er die „Therapie" nicht fortsetzen würde.

Insgesamt ist wichtig, dass die Problematik sexueller Kontakte, die aufgrund der eindeutigen berufsrechtlichen Regelungen als Missbrauch klassifiziert werden und damit nach § 174 c des Strafgesetzbuchs unter Strafe stehen, einerseits fester Bestandteil in der Ausbildung von Psychotherapeuten ist und andererseits betroffenen Patienten effektive Hilfestellungen zur Verfügung stehen (für Anlaufstellen siehe Becker-Fischer & Fischer, 2010).

Lebensbedrohliche Erkrankung als Faktor psychischer Traumatisierung

Krankheiten, die mit der Erwartung eines lebensbedrohlichen Ausgangs verbunden sind, stellen eine potenziell traumatische Situation dar, welche zur Ausbildung von psychotraumatischen Symptomen führen kann. Die Psychotraumatologie kann dazu beitragen, Anzeichen dieser Entwicklung rechtzeitig zu erkennen, ihr entgegenzusteuern und nach Möglichkeit schon frühzeitig vorzubeugen.

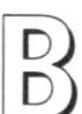

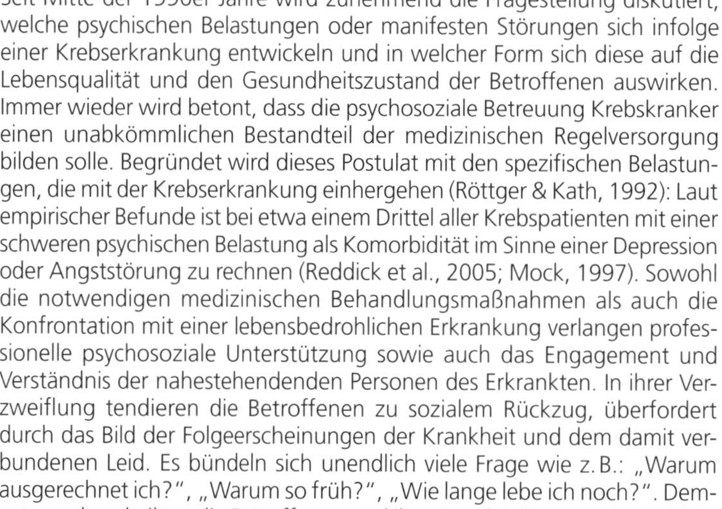

Psychoonkologie

Seit Mitte der 1990er Jahre wird zunehmend die Fragestellung diskutiert, welche psychischen Belastungen oder manifesten Störungen sich infolge einer Krebserkrankung entwickeln und in welcher Form sich diese auf die Lebensqualität und den Gesundheitszustand der Betroffenen auswirken. Immer wieder wird betont, dass die psychosoziale Betreuung Krebskranker einen unabkömmlichen Bestandteil der medizinischen Regelversorgung bilden solle. Begründet wird dieses Postulat mit den spezifischen Belastungen, die mit der Krebserkrankung einhergehen (Röttger & Kath, 1992): Laut empirischer Befunde ist bei etwa einem Drittel aller Krebspatienten mit einer schweren psychischen Belastung als Komorbidität im Sinne einer Depression oder Angststörung zu rechnen (Reddick et al., 2005; Mock, 1997). Sowohl die notwendigen medizinischen Behandlungsmaßnahmen als auch die Konfrontation mit einer lebensbedrohlichen Erkrankung verlangen professionelle psychosoziale Unterstützung sowie auch das Engagement und Verständnis der nahestehendenden Personen des Erkrankten. In ihrer Verzweiflung tendieren die Betroffenen zu sozialem Rückzug, überfordert durch das Bild der Folgeerscheinungen der Krankheit und dem damit verbundenen Leid. Es bündeln sich unendlich viele Frage wie z. B.: „Warum ausgerechnet ich?", „Warum so früh?", „Wie lange lebe ich noch?". Dementsprechend gilt es die Betroffenen und ihre Angehörigen psychosozial zu versorgen, um die psychische Belastung möglichst stark zu reduzieren und der Entwicklung einer Traumafolgestörung durch die Diagnose vorzubeugen (Reddick et al., 2005; Peterson et al., 2008). Dies setzt voraus, dass in die medizinische Betreuung Krebskranker involvierte Personen über Kenntnisse in psychosozialen und psychotherapeutischen Betreuungsoptionen sowie in psychotraumatologischen Phänomenen verfügen.

Ein besonderes traumatologisches Situationsmerkmal chronischer oder akuter lebensbedrohlicher Erkrankungen ist in dem Umstand begründet, dass der bedrohliche Einfluss nicht aus der Außenwelt stammt, sondern aus dem eigenen Körper. Die traumatische Reaktion ist demnach durch das Paradox gekennzeichnet, vor etwas fliehen oder etwas vermeiden zu wollen, was innen liegt, im Binnenraum des psychophysischen Selbstverhältnisses und daher nicht vermieden werden kann (Fischer & Riedesser, 2009).

Krankheit als äußerer Feind

Eine grundlegende Abwehrstrategie besteht darin, mit den Mitteln der Projektion den erkrankten Körper der Außenwelt zuzuschlagen, um die Krankheit dann wie einen äußeren Feind bekämpfen zu können. So existieren z.B. bereits Serious Games (Kap. 5.10) für jugendliche Krebspatienten, die genau dies unterstützen wollen (Re-Mission, www.re-mission.net).

Gegenüber der Krankheit zeigen viele Patienten ein Verleugnungsverhalten, das für das seelische Gleichgewicht durchaus funktional sein kann und nicht unbedingt infrage gestellt werden sollte.

Die Phasen des Traumaerlebens, Schockphase, Einwirkungs- und Erholungsphase unterliegen nach Fischer und Riedesser (2009) hier einer Modifikation insofern, als bei infausten Prognosen eine völlige Erholung, eine Rückkehr zum Ausgangszustand nicht erwartet werden kann. Insofern bleibt eine „Restbelastung" aus jeder traumatischen Sequenz bestehen und wird in die nächste Sequenz hineingetragen. Die erste und menschlichste Reaktion auf die Mitteilung einer potenziell tödlichen Krankheit ist totale Verzweiflung, die Einsicht in die Sinnlosigkeit des Sterbens und eventuell sogar die Einsicht in die Sinnlosigkeit weiter Teile des eigenen Lebens.

existenzielle Krisenerfahrung

Erst aus dieser existenziellen Krisenerfahrung heraus lassen sich möglicherweise Wege finden, wie das Selbst seiner eigenen Endlichkeit einen Sinn zu geben vermag. Dieser produktive Prozess der persönlichen existenziellen Sinngebung kann von hilfreichem Personal, von Freunden und Angehörigen gefördert und unterstützt, niemals aber gefordert und forciert werden.

Die Begleitung sollte bei lebensbedrohlichen Erkrankungen schon mit der Diagnose beginnen.

Mobbing

Kriterien

Um von Mobbing sprechen zu können, müssen eine Reihe von Kriterien erfüllt sein, die sich auf die zeitliche Erstreckung, Schweregrad und Häufung der Ereignisse, Verursachungsbedingungen, die Art der Betroffenheit sowie die Beziehung zwischen Opfer und Täter beziehen.

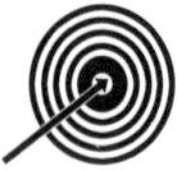

Im engeren Sinne wird **Mobbing** als eine konfliktbelastete Kommunikation am Arbeitsplatz unter Kollegen oder zwischen Vorgesetzten und Untergebenen verstanden, bei der die angegriffene Person unterlegen ist (oder durch den Prozess des Mobbings unterlegen wird), und von einer oder einigen Personen systematisch, häufig (z. B. mindestens einmal pro Woche) und während längerer Zeit (mindestens ein halbes Jahr) mit dem Ziel und/oder dem Effekt des Ausstoßes aus dem Arbeitsverhältnis direkt oder indirekt angegriffen wird und dies als Diskriminierung empfindet (Zapf, 1999).

Im weiteren Sinn wird Mobbing aber auch auf andere Situationen bezogen, d. h. verstanden als wiederholte Schikanen und psychische Quälerei beispielsweise in der Schule, im Sportverein, im Altersheim oder auch im Internet (sog. Cybermobbing, siehe Eichenberg & Kühne, 2014; ausführlich Katzer, 2014).

Häufigkeit von Mobbing

Aus der Forschung hat sich bisher keine „typische Opfer-Persönlichkeit“ ergeben, sodass potenziell jeder betroffen sein kann. Europäische Studien (Einarsen & Skogstad, 1996; Leymann, 1993) zur Häufigkeit von Mobbing kamen auf Prävalenzraten zwischen 1,2 % und 3,5 %. Die Schätzungen für die Zahl der Mobbingbetroffenen in Deutschland beliefen sich im Jahr 2002 auf über 1.000.000 Erwerbstätige (2,7 %) (Meschkutat, Stackelbeck & Langenhoff, 2002). Allerdings sind weitaus mehr Personen betroffen, da sich – wie beschrieben – Mobbing nicht nur auf die Arbeitswelt beschränkt. Während die Methoden des Mobbing sehr heterogen sind und von organisationalen Maßnahmen wie Veränderung von Arbeitsaufgaben oder Entzug von Entscheidungskompetenzen bis zu sozialer Isolierung, Angriffen auf die Person und ihre Privatsphäre, verbalen Drohungen bis hin zu körperlicher Gewalt reichen, sind die Auswirkungen für die Opfer gleichermaßen massiv. Typische Symptome sind Schlafstörungen, depressives Rückzugsverhalten, Reizbarkeit und Wutausbrüche, Versagensangst und Konzentrationsstörungen sowie Kopf-, Rücken- und Nackenschmerzen, die insbesondere in der Anfangsphase des Mobbings auftreten. Eskalieren die Feindseligkeiten weiter, werden die Beschwerden extremer und können sich zu psychischen und somatischen Krankheitsbildern entwickeln.

Verteidigungshaltung

Durch die lang anhaltenden Angriffe fallen die Opfer im weiteren Verlauf durch eine depressive oder teilweise besonders aggressive Verteidigungshaltung auf. Ihre „Querulanz“ wird dann als vermeintliche Ursache der Konflikte gesehen und dient den Mobbern (und z.T. auch den Vorgesetzten) als Rechtfertigung. Diese Verkehrung von Ursache und Wirkung und der damit einhergehenden Opferbeschuldigung spitzt die Situation für den Betroffenen weiterhin zu und hat enorme Folgen auch für seine privaten Beziehungen.

Isolation

Die Beschäftigung mit dem Mobbing wird auch bei Familie und Freunden zum Dauerthema, weitere Isolation bis hin zu Partnerschaftskrisen und Trennungen sind die langfristige Konsequenz. Zudem wird der Verlust des Vertrauens in zwischenmenschliche Beziehungen im Beruf auf das private Umfeld übertragen: Über zwei Drittel der Betroffenen geben an, grundsätzlich misstrauisch gegenüber anderen Menschen geworden zu sein (Meschkutat et al., 2002). Leymann (1993) schätzt, dass 10–20 % der Suizide in Schweden aufgrund von Mobbingerfahrungen erfolgen; in einer anderen Studie gaben 42 % der Betroffenen an, Suizidgedanken zu haben (Halama, 1995). Fischer und Riedesser (2009) sprechen somit bei Mobbing von einem menschlich verursachten, absichtlich hervorgerufenen Beziehungstrauma.

kumulative Traumatisierung

Der Mobbingprozess kann als kumulative Traumatisierung aufgefasst werden, die in der Summe zu denselben traumatischen Folgestörungen führen kann wie andere traumatische Situationstypen.

Cybermobbing

Bei der Spezialform des Cybermobbings sind die Folgen insofern noch prekärer, weil sich die im Internet eingestellten Informationen kaum mehr entfernen lassen. Damit besteht für die Betroffenen das Problem der ständigen weiteren Bedrohung und damit einhergehend die Schwierigkeit, nach den traumatischen Ereignissen in eine Erholungsphase überzugehen und das Trauma zu verarbeiten.

2.4 Spektrum der Traumafolgestörungen

eigenständige ätiologische Kategorie

Psychotraumatische Erfahrungen führen zu seelischen Folgeschäden, oft ohne dass zusätzliche Bedingungsfaktoren erforderlich sind. Psychische Traumatisierung ist demnach als eine eigenständige ätiologische Kategorie zu betrachten. Dabei bilden Traumafolgestörungen eine der wenigen nosologischen Einheiten, deren Verursachung (ein katastrophales, lebensbedrohliches Ereignis – s. a. Kap. 1) bekannt ist. Eine Posttraumatische Belastungsstörung (PTBS) tritt beispielsweise umso eher auf, je dichter ein Soldat am Zentrum des Kampfgeschehens eingesetzt wird. Erbfaktoren haben hierbei lediglich einen geringfügig modifizierenden Einfluss (Kap. 1.4).

Akute Belastungsreaktion

Während eine Akute Belastungsreaktion (Tab. 2.2) vergleichsweise häufig als vorübergehende Reaktion unmittelbar nach traumatischen Erlebnissen auftritt, entwickelt sich eine PTBS nach traumatischen Erfahrungen lediglich in einem Viertel bis einem Drittel der Fälle; manche Betroffene sind sogenannte „Selbstheiler“ und erholen sich von dem traumatischen Erlebnis ohne Folgeschäden. Eine andere Gruppe entwickelt jedoch andere Störungen, d. h. die Posttraumatische Belastungsstörung stellt nur eine unter anderen Traumafolgestörungen dar.

Traumatische Erfahrungen, insbesondere personale Traumata kumulativer Art in Kindheit und Jugend, spielen so auch bei der Entstehung anderer Störungsbilder eine maßgebliche Rolle. Hierzu zählen Anpassungsstörungen (ICD-10: F43.2), Persönlichkeitsstörungen (ICD-10: F60, F62,), insbesondere die „Andauernde Persönlichkeitsänderung nach Extrembelastung“ (ICD-10: F62.0), aber auch Persönlichkeitsstörungen vom emotional instabilen (Borderline) Typ (ICD-10: F60.3), die somatoforme Schmerzstörung (ICD-10: F45.4), dissoziative Störungen (ICD-10: F44) u. a. (Flatten et al., 2011).

Tab. 2.2: Symptomatiken der psychotraumatischen Störungsbilder im engeren Sinne nach der Internationalen Klassifikation psychischer Störungen ICD-10 (Dilling & Mombour, 2015)

Akute Belastungsreaktion (ICD-10: F43.0)	▪ Vorübergehende Störung, die sich bei einem psychisch nicht manifest gestörten Menschen als Reaktion auf eine außergewöhnliche physische oder psychische Belastung entwickelt und innerhalb von Stunden oder Tagen abklingt. ▪ Individuelle Vulnerabilität und die zur Verfügung stehenden Coping-Strategien spielen bei Auftreten und Schweregrad eine Rolle. ▪ Symptomatik: typischerweise gemischtes und wechselndes Bild von „Betäubung", Bewusstseinseinengung, eingeschränkter Aufmerksamkeit, Unfähigkeit, Reize zu verarbeiten, und Desorientiertheit; Rückzug und/oder Unruhezustand und Überaktivität sowie panische Angst. ▪ Die Symptome erscheinen im Allgemeinen innerhalb von Minuten nach dem belastenden Ereignis und gehen spätestens innerhalb von zwei oder drei Tagen zurück.
Posttraumatische Belastungsstörung (ICD-10: F43.1)	▪ Verzögerte oder protrahierte Reaktion auf ein belastendes Ereignis oder eine Situation kürzerer oder längerer Dauer, mit außergewöhnlicher Bedrohung oder katastrophenartigem Ausmaß, die bei fast jedem eine tiefe Verzweiflung hervorrufen würde (A 1-Kriterium). Prädisponierende Faktoren wie bestimmte Persönlichkeitsproblematiken können die Schwelle für die Entwicklung dieses Syndroms senken, bestimmte Schutzfaktoren diese aber ebenso erhöhen. ▪ Symptome: wiederholtes Erleben des Traumas in sich aufdrängenden Erinnerungen (Nachhallerinnerungen, Flashbacks), Albträumen, Gefühl von Betäubtsein und emotionaler Stumpfheit, Freudlosigkeit, Vermeidung von Aktivitäten und Situationen, die Erinnerungen an das Trauma wachrufen könnten, sowie vegetative Übererregtheit (Schlafstörungen, Schreckhaftigkeit). ▪ Beginn: wenige Wochen bis Monate nach dem Trauma; in wenigen Fällen nimmt die Störung über viele Jahre einen chronischen Verlauf und geht dann in eine andauernde Persönlichkeitsänderung (F62.0) über.
Anpassungsstörungen (ICD-10: F43.2)	▪ Sie treten nach einer entscheidenden Lebensveränderung (z. B. Elternschaft, Ruhestand) oder nach belastenden Lebensereignissen auf (z. B. Trauerfall, Emigration). ▪ Zustände von subjektiver Bedrängnis und emotionaler Beeinträchtigung, die im allgemeinen soziale Funktionen und Leistungen beeinträchtigen. ▪ Die individuelle Prädisposition oder Vulnerabilität spielt bei dem möglichen Auftreten und bei der Form der Anpassungsstörung eine bedeutsame Rolle; es ist aber dennoch davon auszugehen, dass das Krankheitsbild ohne die Belastung nicht entstanden wäre. ▪ Symptome: depressive Stimmung, Angst, Überforderung im Alltag.

▸

Tab. 2.2: Fortsetzung

Andauernde Persönlichkeits-änderung nach Extrembelastung (ICD-10: F62.0)	▪ Andauernde, wenigstens über zwei Jahre bestehende Persönlichkeitsänderung nach einer Belastung katastrophalen Ausmaßes. ▪ Symptome: feindliche oder misstrauische Haltung gegenüber der Welt, sozialer Rückzug, Gefühle der Leere oder Hoffnungslosigkeit, chronisches Gefühl der Anspannung, Entfremdungsgefühle.

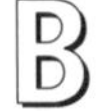

Akute Belastungsreaktion nach Naturkatastrophe, später Übergang in eine PTBS

Eine 43-jährige Lehrerin wohnt in Flussnähe in einem Überschwemmungsgebiet. Im Rahmen einer Flutkatastrophe muss sie erleben, wie ihr Haus überschwemmt und erheblich beschädigt wird. Sie verbleibt zunächst vor Ort, versucht dann aber zu Fuß eine höher gelegene Region zu erreichen. Dabei wird sie von den Fluten mitgerissen und muss von einem Passanten vor dem Ertrinken gerettet werden.

Unmittelbar danach ist sie für den Rettungsdienst kaum ansprechbar, sie antwortet nicht auf Fragen und läuft ziellos umher. In der Nacht berichtet sie Albträume von den Geschehnissen.

Nach drei Tagen ist die Symptomatik bis auf Einschlafstörungen und eine leichte Nervosität verschwunden. Nach drei Wochen verstärken sich jedoch die Albträume erneut, sie wacht mehrfach in der Nacht schweißgebadet auf. Inhalte sind vor allem die Szene im Fluss, gekoppelt mit Todesangst.

Sie ist auch tagsüber ängstlich, angespannt und leicht reizbar, vermeidet zunehmend gemeinsame Aktivitäten mit ihrem Freundeskreis, da sie Aufenthalte außerhalb ihres Hauses als zu unsicher erlebt. Der konsultierte Psychiater stellt die Verdachtsdiagnose einer PTBS und empfiehlt eine ambulante psychotherapeutische Behandlung.

Mit dem Fortschritt wissenschaftlicher Erkenntnisse kann es auch zu einem Wandel in der Beschreibung und Definition psychischer Erkrankungen kommen. So ist kürzlich das US-amerikanische Diagnostic and Statistical Manual of Diseases neu überarbeitet worden (DSM-5; American Psychiatric Association [APA], 2013). Im Wesentlichen stimmen die Kriterien der Posttraumatischen Belastungsstörung mit denen der ICD-10 (Dilling & Mombour, 2015) überein.

Allerdings enthält das DSM-5 noch das zusätzliche Merkmal der negativen Gedanken und Gefühle, die durch das Trauma ausgelöst werden, beispielsweise Schuldgefühle. Diese Ergänzung stellt eine wesentliche Bereicherung des Verständnisses der PTBS dar.

Muster typischer Veränderungen

Vielfach werden die in solchen ICD-Diagnosen gefassten komplexen Symptom-Matrices heute als komplexe posttraumatische Belastungsstörung (kPTBS) konzeptualisiert, womit den umfangreichen Folgen einer durch Traumatisierung gestörten Persönlichkeitsentwicklung Rechnung getragen wird. Diese Folgen umfassen häufig ein Muster typischer Veränderungen auf verschiedenen Ebenen:

1 Veränderungen der Emotionsregulation und Impulskontrolle;
2 Veränderungen in Aufmerksamkeit und Bewusstsein;
3 Veränderungen der Selbstwahrnehmung;
4 Veränderungen im Beziehungserleben zu anderen;
5 Somatisierung;
6 Veränderungen von Lebenseinstellungen.

Da die komplexe PTBS ein sehr heterogenes Krankheitsbild ist und bisher in den gängigen Diagnosemanualen ICD und DSM keine bzw. kaum Erwähnung findet, bleibt sie häufig lange unerkannt.

Fischer und Nathan (2002) haben verschiedene Verlaufstypen herausgearbeitet, die verstehbar machen, dass traumatische Erlebnisse in unterschiedliche psychopathologische Verarbeitungsmuster münden und somit verschiedene Traumafolgestörungen hervorbringen können (Tab. 2.3).

Im Einzelfall kann ein Patient Kennzeichen mehrerer Verlaufstypen aufweisen. Letztlich ließen sich die Patienten in einer Untersuchung von Fischer und Nathan (2002) aber einem dominanten Verlaufstyp zuordnen. Das mag in dem Umstand begründet sein, dass sich kompensatorische Strategien ab einem gewissen Intensitätsgrad gegenseitig ausschließen, wie z. B. Leistungskompensation und ein exzessiver Gebrauch von Suchtmitteln.

Somit können die Behandlungsanlässe, aufgrund derer die betroffenen Patienten ärztliche oder psychotherapeutische Hilfe in Anspruch nehmen, stark variieren. Sie umfassen bspw. Schlafstörungen, Schwindel, Palpitationen, (generalisierte) Schmerzen, Verdauungsstörungen, sexuelle Funktionsstörungen u. v. m. (zum Umgang mit entsprechenden Patienten in der Hausarztpraxis siehe Reddemann et al., 2014). Häufig zeigt sich eine starke vegetative Symptomatik mit subjektiver, sich leicht übertragender Angst. Somatische und psychische Komorbiditäten sind häufig.

Tab. 2.3: Verlaufstypen nach Fischer und Nathan (2002)

Verlaufstyp	Psychosomatische Symptome/Verlauf	Funktion	Vorgeschichte
Sucht-Verlaufstyp (ICD-10: F1)	Suchtmittelgebrauch und Versuch, Schonhaltung in Umgebung zu erzeugen	Wahrnehmungs- und Handlungskontrolle; „Selbstmedikation"	Oft: familiärer Suchthintergrund
PTBS-Angst-Typ (ICD-10: F4)	V. a. traumabedingte Ängste, wenig untersucht wegen früher Behandlung von Angststörungen in traditioneller Versorgung		
PTBS-Vermeidungs-Typ (ICD-10: F3)	Vermeidungsverhalten, später z. B. „somatisierte Angst"; subjektiv keine Verbindung zw. Trauma/Angstsymptom	Vermeidung der Angstzustände	(Sexuelle) Gewalt, psychisch kranke Bezugspersonen
Dissoziations-Verlaufstyp (ICD-10: F4)	Dissoziative Amnesie, Derealisation, Depersonalisation, „Switchen", dissoziative Identitätsstörung; Beginn meist in Kindheit	Wahrnehmungs- und Handlungskontrolle	Alkoholkranke Eltern, Gewalt, Vernachlässigung, Trennung
Leistungskompensatorischer Verlaufstyp	„Workaholic", psychogene Schmerzen, depressive Verstimmungen; keine peritraumatische Dissoziation; Beginn meist in Kindheit	U. a. soziale Anerkennung	(Sexuelle) Gewalt in der Ursprungsfamilie und später
Dissoziationsarmer Typ mit neurotischer Konfliktlösung	Peritraumatische Dissoziation möglich, später z. B. „somatisierte Angst"; Verarbeitungsstil meist schon in Kindheit durch belastende Beziehungen; Traumata im Jugend-/Erwachsenenalter		

2.5 Diagnostische Konzepte im Rahmen der Frühintervention und zielgruppenspezifische Intervention (ZGI)

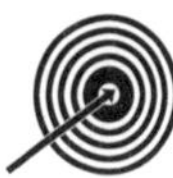

Beim Präventionswissen werden gewöhnlich primäre, sekundäre und tertiäre Prävention unterschieden. Idealziel des präventiven Vorgehens ist die Vorbeugung oder Verhinderung von Krankheit, die der **primären Prävention** entspricht. Über eine Impfung z. B. kann manchmal eine Infektion verhindert und einer Erkrankung vorgebeugt werden. **Sekundäre Prävention** besteht in der Früherkennung von Erkrankungen und einer Schadensbegrenzung, wie z. B. in der „Zielgruppenorientierten Intervention" (ZGI) nach traumatischen Ereignissen. **Tertiäre Prävention** ist u. a. als Rückfallprophylaxe zu verstehen, nachdem eine Krankheit überstanden ist.

Im Folgenden werden diagnostische Konzepte zur Frühintervention vorgestellt, die zum Ziel haben, sich chronifizierende traumatische Prozesse zu verhindern, indem sie die diagnostische Grundlage für weitergehende präventive Maßnahmen bieten (Kap. 1.5).

Unmittelbar nach einer katastrophalen Erfahrung entwickeln die meisten Personen Symptome des psychotraumatischen Belastungssyndroms, der akuten Belastungsreaktion oder einer Anpassungsstörung. Bei der weit überwiegenden Mehrzahl bilden sich die Symptome zurück, bei einer Untergruppe von zwischen 10 % bis zu 30 %, je nach Ereignis, bleibt die Symptomatik jedoch bestehen oder verschärft sich mit der Zeit.

Instrument zur Früherkennung

Für eine Frühintervention ist es daher wichtig, neben der diagnostischen Einordnung über ein Instrument zur Früherkennung zu verfügen. Zu diesem Zweck wurde beispielsweise der Kölner Risikoindex (KRI) entwickelt (Fischer, 2000 a), in seiner ursprünglichen Fassung für die Gruppe der Gewaltopfer (Tab. 2.4).

Inzwischen wurde er abgewandelt und validiert für unterschiedliche Gruppen von Betroffenen, wie Opfer von Unfällen, Katastrophen, Banküberfällen und für die Auswirkung militärischer Einsätze. Die Kölner Risikoindizes erlauben eine frühe Risikoabschätzung und Zuordnung der betroffenen Personen zu folgenden Risikogruppen:

- Hochrisikogruppe,
- Wechselgruppe,
- Selbstheilergruppe.

Als Faustregel kann man davon ausgehen, dass der Anteil jeder Untergruppe etwa einem Drittel der betroffenen Population entspricht.

Hochrisikogruppe

Für die Hochrisikogruppe ist eine möglichst zeitnahe Traumaakuttherapie angezeigt. Liegt die traumatische Erfahrung länger als ein dreiviertel Jahr zurück, so hat sich bereits ein traumatischer Prozess gebildet und meistens schon neurobiologisch konsolidiert. Die Trau-

Tab. 2.4: Kölner Risikoindex für Gewaltopfer (Fischer, 2000 a)

Risikoeinschätzung für Folgeschäden bei Gewaltopfern				
Einflussgröße	**Kriterien**	**mögliche Werte**		**Wert**
(1) Deliktart/Schwere	Bei schwerer Körperverletzung bzw. bei Vergewaltigung = 1, bei leichter KV = 0	0/1	+	
(2) Lebensbedrohlichkeit	Bei lebensbedrohlicher Situation, auch bei erlebter Todesangst = 2, sonst = 0	0/2	+	
(3) Hinweise auf Dissoziationen während der Gewalttat	Bewertungsbsp.: bei einer starken Dissoziationserfahrung = 1; bei mehreren verschiedenen, schwächer ausgeprägten DE = 2; bei mehreren verschiedenen stark ausgeprägten DE = 3; bei extremem Dissoziieren auf mehr als 2 Arten = 4	0 bis 4	+	
(4) Mehrfachtraumatisierung; Hinweise auf zusätzliche frühere traumatische Erfahrungen, auch lange her	Bei einer weiteren Erfahrung = 0,3; es kann ein Wert bis zu 2 vergeben werden. Bei sehr schweren früheren Erfahrungen und wenn diese in auffälliger Weise reaktiviert sind, auch = 2	0/0,3/2	+	
(5) Gesamteindruck der Schwere der traumatischen Situation	Hier kann eine Einschätzung der „objektiven" Schwere des Vorfalls erfolgen; Werte zwischen 0 und 1	0/1	+	
(6) Dauer der traumatischen Situation	Bei sehr langen traumatischen Situationen (über ½ Stunde) = 1 sonst 0	0/1	+	
(7) negative zusätzliche Erfahrungen	Bei negativen, belastenden Erfahrungen mit offiziellen Personen oder in der sozialen Umwelt (z. B. Äußerungen, dass man sich nicht so anstellen sollte oder selbst schuld sei)	0 bis 2	+	
(8) Schwere der Verletzungen	Bei sehr schweren Verletzungen, insbesondere wenn bleibende Beeinträchtigungen oder z. B. Narben im Gesicht etc. zu erwarten sind = 1	0/1	+	
(9) Täter bekannt	Wenn Täter bekannt ist oder Gewalt innerhalb von Beziehungen (Partnerschaft, Familie) = 1	0/1	+	

►

Tab. 2.4: Fortsetzung

(10) Arbeitslosigkeit	bei Arbeitslosigkeit des Opfers = 1	0/1	+	
Protektive Faktoren (zu subtrahieren)				
(11) Schulbildung	bei mittlerer Schulbildung (etwa Realschule) = 1, bei Abitur o. Ä. = 2	0 bis 2	–	
(12) sonstige protektive Faktoren	etwa besonders gute soziale Unterstützung, bereits in Therapie u. a. jeweils = 1	0 bis	–	
Bei einer Summe ab 7 besteht ein erhöhtes PTBS-Risiko.				

matherapie muss dementsprechend angepasst werden. Bei langfristig bestehenden, stark chronifizierten Prozessen können auch psychoanalytische Langzeitbehandlungen, die modifiziert geführt werden, angezeigt sein (Barwinski, 2005).

Selbstheiler

Als Selbstheiler werden Personen bezeichnet, die ohne klinisch relevante Folgen über die potenziell traumatische Erfahrung hinwegkommen. Dennoch profitiert auch diese Gruppe von Aufklärung und Informationen, wie sie etwa die Selbsthilfeschrift „Neue Wege aus dem Trauma“ (Fischer, 2003) enthält.

Wechselgruppe

Die Mitglieder der Wechselgruppe sind stark labilisiert und in ihrem Erholungsprozess auf eine hilfreiche soziale Umgebung angewiesen. Ist diese Voraussetzung erfüllt, werden sie zu „Selbstheilern“. Treffen sie jedoch auf ungünstige Bedingungen, wie eine kritische, zweifelnde oder abweisende soziale Umgebung oder langwierige bürokratische Prozeduren (Eichenberg & Harm, 2008), so wandern sie ab zur Risikogruppe. Für die Wechselgruppe ist eine psychotraumatologische Fachberatung mit bis zu 5 Sitzungen indiziert, zusätzlich zur Arbeit mit Selbsthilfeschriften. Viele Betroffene benötigen außerdem aktive Unterstützung und Betreuung, etwa Gewaltopfer, die in einer Gerichtsverhandlung mit dem Täter konfrontiert werden. Zu den Details möglicher Akutmaßnahmen siehe auch Kapitel 5.1.

Nach dem Interventionskonzept der Zielgruppenorientierten Intervention (ZGI) werden die Betroffenen frühzeitig den drei Risikogruppen zugeordnet und differenziell behandelt, im Gegensatz zum sogenannten Debriefing (Hausmann, 2009) mit entsprechend widersprüchlichen Befunden zur Effektivität.

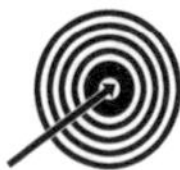

Debriefing ist ein Konzept des Stressmanagements nach kritischen Ereignissen **(Critical Incident Stress Management, CISM)**. Insgesamt zielen CISM-Maßnahmen auf die Reduktion von Häufigkeit, Dauer und Schweregrad der Stressbelastung nach dem belastenden Ereignis sowie auf die Nachsorge und Weiterbetreuung durch Fachkräfte ab. Im Speziellen stellt das Debriefing ein mehrstündiges Gruppengespräch dar, das in sieben Phasen abläuft und üblicherweise einige Tage nach dem kritischen Ereignis stattfindet.

Inzwischen liegt umfangreiche empirische Evidenz dafür vor, dass die ZGI eine hinreichende, aber auch notwendige Maßnahme zur Früherkennung und Prävention von Traumafolgestörungen darstellt (Bering, 2011).

2.6 Fragen zu Kapitel 2

1. Welche Trauma-Skalen kennen Sie?
2. Bitte beschreiben Sie die speziellen traumatischen Situationen und Verläufe von a) Militärtraumata, b) sexuellem Kindesmissbrauch und c) Mobbing.
3. Welche Besonderheiten in der traumatologischen Arbeit mit Flüchtlingen, älteren Menschen und Kindern kennen Sie?
4. Was versteht man unter „Transgenerationaler Weitergabe von Traumata"?
5. Welche Störungen zählen zum Spektrum der Traumafolgestörungen?
6. Was versteht man unter der sog. „Komplexen posttraumatischen Belastungsstörung"?
7. Charakterisieren Sie bitte verschiedene Verlaufstypen psychischer Traumatisierung.
8. Beschreiben Sie bitte das Konzept der „Zielgruppenorientierten Intervention" und verorten Sie es im zeitlichen Verlauf von Prävention.

3 Ressourcen und Stabilisierung in der Psychotraumatologie

Eine wichtige und in der Wissenschaft und Praxis der Psychotraumatologie der letzten Jahre zunehmend beachtete Thematik beschäftigt sich mit den Ressourcen von Menschen und deren Bedeutung in der Prävention und Therapie psychischer Erkrankungen nach Traumatisierungen. Es sind inzwischen vielfältige Techniken und Verfahren dazu entwickelt worden, die sich im Rahmen dieser verkürzten Darstellung nur exemplarisch wiedergeben lassen. Zur Vertiefung finden sich umfangreiche Darstellungen z.B. bei Reddemann (2001, 2011) oder Sack (2010).

3.1 Was sind Ressourcen?

Unter **Ressourcen** werden Eigenschaften und Reaktionsmuster von Menschen verstanden, die eine positive Auswirkung auf das Verhalten und Erleben haben. Diese Ressourcen führen, wenn sie ausreichend vorhanden sind, zur **Resilienz**, einer gesteigerten Widerstandsfähigkeit von Individuen gegenüber psychischen Belastungen oder Traumatisierungen.

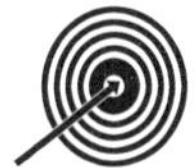

Die Entwicklung von Ressourcen ist Folge eines vielschichtigen und komplexen Prozesses, der auf Erfahrungen aus der Entwicklungsgeschichte eines Menschen, aber auch aus aktuellen Beziehungen und Konstellationen beruht. Diese können von ihm sowohl stärkend als auch belastend empfunden worden sein. Sie führen zu Lernerfahrungen, auf die dann später als individuelle Reaktionsmuster zurückgegriffen werden kann.

Ressourcen sind in der Psychotraumatologie ein unverzichtbarer Bestandteil von Prävention und Therapie, da sie die Symptomschwere sowie die inhaltliche Ausgestaltung von Traumafolgestörungen und auch das therapeutische Vorgehen entscheidend mitbestimmen. So kann eine gute Ressourcenlage dazu führen, dass selbst nach schwerwiegenden Traumatisierungen keine psychische Erkrankung entsteht, sondern dass es, gegebenenfalls nach initialer akuter Belastung, zu einer Spontanremission kommt.

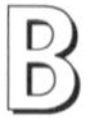

Zusätzlich können Ressourcen einen großen Einfluss haben, welche Symptome nach bestimmten Ereignissen entstehen. So wird sich beispielsweise ein Patient, der umfangreich in ein soziales Netzwerk eingebunden ist und über eine gute Kommunikationsfähigkeit verfügt, nach einer traumatischen Situation weniger zurückziehen und nur in geringerem Ausmaß depressive Reaktionsmuster entwickeln.

Ressourcenlage stärken

Wenn die Ressourcenlage bzw. Resilienz bei einem Patienten nicht ausreichend ausgeprägt ist, kann diese im Rahmen präventiver Programme vor Beginn einer absehbaren Belastung gestärkt werden (Kap. 1.5). Ebenso kann dies im Rahmen einer Psychotherapie nach Traumatisierungen geschehen und dann zur Stabilisierung beitragen.

Arten von Ressourcen

Man unterscheidet verschiedene Arten von Ressourcen, unter anderem ist eine Unterteilung in externe und interne Ressourcen gebräuchlich. Im therapeutischen Kontext werden diese dann im Rahmen einer externen bzw. internen Stabilisierung gestärkt.

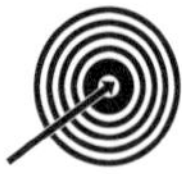

Extern bezeichnet in diesem Falle die Ressourcen, die die Interaktion mit dem äußeren Umfeld des Betroffenen berühren (soziale Kontakte, finanzielle Situation, Arbeitsumfeld …), **intern** bezieht sich auf innerpsychische Prozesse beziehungsweise die Interaktion mit dem Körper (Intelligenz, Bildung, Umgang mit eigenen Stärken oder Schwächen …).

3.2 Ressourcen in der Stabilisierung traumatisierter Patienten

Die Aktivierung von Ressourcen im Rahmen einer beratenden oder therapeutischen Intervention ist ein wichtiger und anderen therapeutischen Phasen meist vorausgehender Schritt. Sie kann von Therapeuten im Rahmen der ersten Phase einer Traumatherapie (Stabilisierungsphase) durchgeführt werden. Es ist allerdings durchaus möglich und auch erwünscht, dass psychosoziale Berater aus dem vor-therapeutischen Kontext diese Aufgabe zumindest in Teilen übernehmen und so z.B. eine spätere Therapie vorbereiten oder dazu motivieren.

So kann auch ein Hausarzt oder ein Psychologe/Sozialwissenschaftler in einer Beratungsstelle bereits soziale Konflikte oder Maßnahmen der Schlafhygiene bei einem akut belasteten Patienten besprechen und damit schon vor einem Termin bei einem Psychotherapeuten eine erste Symptomentlastung erreichen. Wenn dies geschieht, sollte allerdings besonders sorgfältig darauf geachtet werden, dass die Grenzen zwischen ersten stabilisierenden Interventionen und einer intensiveren therapeutischen Krisenbewältigung oder Traumaarbeit beachtet werden.

Ziele von Stabilisierung

Ein stabilisierendes therapeutisches Vorgehen hat bei einem traumatisierten Patienten eine Reihe positiver Effekte. Ein gut stabilisierter Patient kann meist deutlich besser mit traumabezogenen intrusiven Bildern oder Albträumen umgehen, da er sich schneller und effektiver selbst beruhigen kann. In enger Verbindung damit können auch selbstverletzendes Verhalten oder die Ausprägung von Suchtmechanismen besser kontrollierbar werden.

Erleichterung von Konfrontationsphasen

Kommt es im Rahmen einer Traumatherapie zur zweiten Phase der Traumaarbeit (Konfrontationsphase), dann kann eine gut gelungene Stabilisierung die Konfrontation deutlich erleichtern oder überhaupt erst möglich machen. Ohne Stabilisierung besteht eine erhöhte Gefahr, dass der Patient von seinen Traumaerinnerungen emotional oder kognitiv überfordert wird, starke Flashbacks entwickelt, dissoziative (Abspaltungs-)Symptome zeigt oder mit Depression oder gar Suizidalität reagiert. Die Dauer einer stabilisierenden Maßnahme hängt sehr davon ab, was der Patient bereits an Ressourcen mitbringt und wie viel neu erarbeitet werden muss.

Ziele definieren

Beginnt man mit einem Patienten mit der Stabilisierungsarbeit, dann sollten zunächst klare Ziele definiert werden, die auch den erreichbaren therapeutischen Rahmen festlegen. Der Therapeut sollte die Grundhaltung vermitteln, dass zwei mündige und verantwortliche erwachsene Menschen gleichberechtigt miteinander zusammenarbeiten. Dieser Zugang erleichtert die Aktivierung von Ressourcen und fördert Aktivität und Autonomie.

Dennoch kann es im Verlauf zu therapeutischen Widerständen kommen. Diese können sich beispielsweise darin äußern, dass der Patient zu Passivität neigt und besprochene Übungen nicht ausreichend motiviert durchführt. Darauf sollte er offen angesprochen und etwaige Gründe bearbeitet werden.

vorübergehende Unterbrechung des Gesprächskontaktes

In ausgeprägten Fällen kann auch eine vorübergehende Unterbrechung des Gesprächskontaktes notwendig sein. Dies sollte der Patient aber nicht als Bestrafung, sondern als Chance verstehen, eigene und ggf. passendere Ansätze und Maßnahmen für sich zu entdecken.

Das Abholen des Patienten an einem Punkt, der die vorhandenen Kompetenzen berücksichtigt und darauf aufbaut, sollte den Beginn der gemeinsamen Arbeit kennzeichnen. Ein möglicher Einstieg kann die Frage sein, welche Ressourcen bislang in ähnlichen Krisensituationen hilfreich gewesen sind. Dies kann dem Patienten ein Kompetenzgefühl vermitteln, dass er bereits über wichtige Ressourcen verfügt, die nur aktiviert werden müssen.

Erste Schritte

symbolhafte Bilder Die Bedeutung von Ressourcen für die Therapie und Lebensführung kann zudem durch symbolhafte Bilder veranschaulicht werden. Wie in der in Abbildung 3.1 improvisierten Zeichnung zu erkennen ist, kann der Therapeut gemeinsam mit dem Patienten auf einem Notizzettel das dargestellte Bild Schritt für Schritt interaktiv entwerfen.

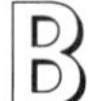

Ressourcenarbeit

Der Patient erhält zunächst das Bild einer Regentonne als handgemalte Skizze. Es wird mit ihm darüber gesprochen, was der Wasserspiegel in der Tonne im Hinblick auf Kraft und Ressourcen bedeuten könnte: ein hoher Spiegel steht für viel Kraft und Ressourcen, ein niedriger Spiegel für wenig. Es wird anschließend ein Hahn an der Tonne mit einem Schlauch daran ergänzt. Ein Öffnen des Hahns geht bildhaft mit einem Kraftverlust einher, der Wasserspiegel sinkt. Es wird dann besprochen, welche Situationen im Alltag mit dem Ablaufen von Wasser (beziehungsweise Kraft) verbunden sind.

Anschließend wird eine Regenrinne skizziert, aus der einige Tropfen in die Tonne fallen. Welche Auswirkungen hat dies auf den Wasserspiegel? Er steigt. Welcher Ressourcen sind für den Patienten mit einzelnen Wassertropfen verbunden (diese können daneben geschrieben werden)?

Ziel dieser grafischen Darstellung ist es zu verdeutlichen, dass Belastungen und Ressourcen im Gleichgewicht miteinander stehen sollten und dass der Patient verschiedene Einflussmöglichkeiten auf dieses Gleichgewicht hat.

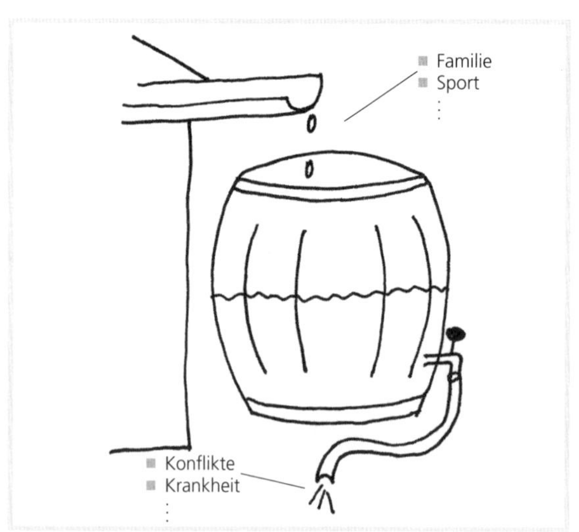

Abb. 3.1: Bildhafte Darstellung von Ressourcenarbeit

Hinweis: Es wird hier bewusst eine skizzierte Darstellung zur Illustration verwendet, da diese in ähnlicher Form auch im therapeutischen Gespräch gemeinsam mit dem Patienten ausgearbeitet werden sollte (nach Delb, 2002).

Aktivierung externer Ressourcen

Der Einstieg in die detailliertere Arbeit an Ressourcen kann ggfs. etwas erleichtert werden, wenn mit externen Ressourcen begonnen wird, da in dieser Phase die Wahrnehmung innerer Prozesse (Introspektionsfähigkeit) bei einigen Patienten noch verbesserungsbedürftig ist.

Dazu gehören unter anderem soziale Ressourcen: Eine Konzentration auf traumawertige Erlebnisinhalte kann deutlich erschwert sein, wenn beispielsweise Schulden, Gerichtsverfahren, partnerschaftliche Probleme oder eine schwierige Situation am Arbeitsplatz Energie und Konzentration binden.

Es bietet sich dann an, zunächst lösungsorientiert soziotherapeutisch zu arbeiten, bis zumindest eine Sortierung der Problemfelder und erste Lösungskonzepte erreicht sind. Eine interdisziplinäre Zusammenarbeit verschiedener Berufsgruppen (Sozialarbeiter, Mediziner, Psychologen) ist dabei empfehlenswert.

Verschiedentlich wurde es auch als problematisch beschrieben, Traumatherapie trotz noch offener entschädigungsrechtlicher Fragestellungen (z.B. nach Unfällen) anzubieten, da eine Verbesserung der psychischen Situation gegebenenfalls verminderte Entschädigungssummen nach sich ziehen kann. Dieser Zusammenhang ist jedoch nicht sicher belegt.

Kontakt zum Täter unterbinden

Im Hinblick auf die äußere Sicherheit ist es zudem wichtig, dass der Kontakt zu einem die Traumatisierung verursachenden Täter unterbunden wird, damit es nicht zu Bedrohungen oder gar erneuten traumatischen Situationen während der Therapie kommt. Dies kann das Sicherheitsgefühl und damit den Therapieerfolg erheblich gefährden. In einigen Fällen ist allerdings die Beziehung zwischen Täter und Opfer noch von großer Ambivalenz seitens des Opfers geprägt, sodass die Unterbindung des Kontaktes eine therapeutische Herausforderung darstellen kann, unter anderem durch bestehende Schuldgefühle.

Beruf/Tagesstruktur

Ein bestehendes Arbeitsverhältnis stellt ebenfalls eine externe Ressource dar. Durch eine regelmäßige Tätigkeit wird nicht nur die finanzielle Situation verbessert, auch das Selbstwertgefühl des Patienten wird durch Erfolge am Arbeitsplatz und soziale Kontakte gestärkt. Zudem werden strukturbildende Effekte wirksam, zum Beispiel im Hinblick auf Tagesstruktur und Zeitmanagement. Lange Krankschreibungen können demgegenüber eine Regressionsneigung begünstigen und die Handlungskompetenz des Betroffenen einschränken. Sie sollten daher in ihrem Kosten/Nutzenverhältnis kritisch abgewogen werden.

Interessen, Hobbys

Ähnlich wie eine regelmäßige Arbeitstätigkeit können auch Interessen oder Hobbys bei einer Stabilisierung helfen. Sie sind eine besonders positive Ressource, da mit ihnen das Signal verbunden ist, wertschätzend mit sich umzugehen, und noch dazu Strukturen und soziale Kontakte gefördert werden.

soziale Unterstützung

Auf soziale Beziehungen und soziale Unterstützung sollte im Rahmen einer therapeutischen Stabilisierung ein besonderer Schwerpunkt gelegt werden. Viele Traumatisierte haben sich von ihren sozialen Kontakten weitgehend zurückgezogen, einschließlich ihrer Familie. Zugrunde liegt unter anderem das Bestreben, nicht durch zu intensive Fragen über das Erlebte traumatisch getriggert zu werden. Zusätzlich können aber auch Schuld- und Schamgefühle eine Rolle spielen, die zu der Befürchtung führen, freundschaftlicher Kontakte nicht wert zu sein.

Demgegenüber hat sich in der Traumaforschung eine gute soziale Unterstützung als einer der wichtigsten Schutzfaktoren erwiesen (Brewin et al., 2000). Um dem Patienten die Bedeutung sozialer Kontakte näher zu bringen und zu Veränderungen zu motivieren, kann ein sokratischer Dialog hilfreich sein.

Wenn größere Schwierigkeiten mit der sozialen Kontaktaufnahme bestehen, dann können gegebenenfalls Elemente eines strukturierten sozialen Kompetenztrainings verwendet werden. Gute Erfahrungen wurden beispielsweise mit einem Gruppentraining sozialer Kompetenzen nach Hinsch und Pfingsten gesammelt (Hinsch & Pfingsten, 2015).

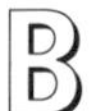

Gruppentraining sozialer Kompetenzen

Das Gruppentraining sozialer Kompetenzen wurde v. a. konzipiert für die Gruppenbehandlung von Menschen mit sozialer Unsicherheit oder sozialen Ängsten. Es enthält die Elemente „Recht durchsetzen", „Beziehungen gestalten" und „Sympathie erzeugen". Die Gruppenteilnehmer erhalten Informationen über die Anwendung dieser drei Bereiche in Alltagssituationen und üben diese dann, zunächst in Rollenspielen mit Videoaufzeichnung, dann auch im realen Leben. Ziel ist es, das Üben als Grundhaltung der Veränderung und als ein Prinzip der Lebensgestaltung zu implementieren.

Skillstraining

Eine Alternative stellt das sogenannte *Skillstraining* dar, das zum Beispiel im Rahmen der dialektisch-behavioralen Therapie (DBT) Anwendung findet. Hier werden Skills, d. h. Stressbewältigungs-Kompetenzen, trainiert, die zu einer verbesserten Emotionsregulation und Impulskontrolle beitragen. Beispielsweise kann das Zufügen von Schnittverletzungen bei einem traumatisierten persönlichkeitsgestörten Patienten vermindert werden, wenn stattdessen ein um das Handgelenk gespanntes Gummiband auf die darunterliegende Haut geschnipst wird. Die Durchführung einer solchen DBT-Therapie kann auch insgesamt bei traumatisierten Menschen nützlich sein, insbesondere wenn Traumafolgestörungen und Persönlichkeitsstörungen gleichzeitig vorliegen. Es gibt inzwischen eine Reihe zertifizierter Einrichtungen in Deutschland, die dieses Angebot ambulant oder stationär machen (www.dachverband-dbt.de).

Umgang mit Suchtverhalten

Zu einer verbesserten Kontrollfähigkeit und damit zu einer Stabilisierung gehört auch die Verminderung eines erhöhten Konsums abhängigkeitserzeugender Substanzen wie illegaler Drogen oder Alkohol, da dieser nicht selten als Mittel zur Spannungsreduktion im Sinne einer „Selbstmedikation“ eingesetzt wird. Entsprechende eigene Kompetenzen werden dadurch geschwächt und eine emotionale Instabilität begünstigt.

Zunächst sollte im diagnostischen Gespräch das Ausmaß des Konsumverhaltens erfragt und dann abgeschätzt werden, ob bereits ein krankhafter Umgang besteht.

In einem zweiten Schritt können dann Vereinbarungen hilfreich sein, zum Beispiel, dass vor und nach Therapiesitzungen auf den Konsum verzichtet wird. Sollten derartige Absprachen nicht eingehalten werden, zum Beispiel bei bereits bestehendem Missbrauch oder Abhängigkeit, ist ggfs. eine Entgiftung oder eine ambulante beziehungsweise stationäre therapeutische Entwöhnungsmaßnahme erforderlich. Ansonsten besteht die Gefahr, dass es unter ansteigendem psychischen Druck während der Traumatherapie immer wieder zu Suchtverhalten zur Entlastung kommt und eine vollständige Durcharbeitung verhindert wird. Über therapeutische Optionen informieren diverse Beratungsangebote, zum Beispiel www.kmdd.de.

Interne Stabilisierung

Normalitätsprinzip

Die interne Stabilisierung sollte zunächst eine ausführliche Psychoedukation beinhalten. Von besonderer Bedeutung ist die Erläuterung, dass es sich bei Traumafolgen um normale beziehungsweise angemessene Reaktionen normaler Menschen auf eine unnormale Situation handelt („Normalitätsprinzip"). Diese Feststellung bekräftigt die gesunde Position des Patienten und führt zu einer Relativierung von Befürchtungen, wie zum Beispiel Ängsten vor persönlicher Schwäche oder dem Verrücktwerden.

Anschließend sollten die nach dem traumatischen Ereignis aufgetretenen körperlichen und psychischen Symptome durchgesprochen werden, da deren Bezug zum Trauma vom Betroffenen oft selbst nicht erkannt wird. Auch dies trägt zu einer Klärung und damit Entlastung bei. Zusätzlich ist die Beratung über therapeutische Optionen sinnvoll:

- Welches Symptom kann wie behandelt werden, wie verläuft eine Behandlung?
- Welche Therapieformen gibt es ambulant und stationär?
- Wie finde ich entsprechende Einrichtungen?
- Mit welchen Zeiträumen ist zu rechnen?
- Wie wird die Behandlung finanziert?
- Welche Probleme können unter der Behandlung auftreten?
- Was tue ich und wohin wende ich mich im Notfall?

Viele Betroffene haben die Vorstellung, dass sich Symptome unter Therapie sehr schnell bessern müssten, und sind enttäuscht, wenn sich ein Erfolg erst verzögert einstellt. Ein realistischer Zeitansatz sollte daher von Beginn an vermittelt werden.

Entspannungstechniken

Es kann zusätzlich zu einer psychischen Stabilisierung beitragen, wenn der Patient ein verbessertes Verständnis seiner innerpsychischen Wahrnehmungen, Abläufe und Prozesse und auch ihrer Verbindungen mit körperlichen Reaktionen entwickelt. Hier kann der Einstieg mit dem Erlernen eines Entspannungsverfahrens erfolgen (Kap. 5.7). Dieses kann und sollte mit dem Therapeuten gemeinsam oder in einer entsprechenden therapeutisch geleiteten Gruppe erlernt werden. Es sollte dabei individuell abgewogen werden, ob und zu welchem Zeitpunkt eine Entspannungstechnik sinnvoll ist oder nicht. So kann es Betroffenen, deren traumakompensatorische Strategie ist, besonders wach- und aufmerksam zu sein, gerade zu Therapiebeginn schwerfallen, Kontrolle abzugeben.

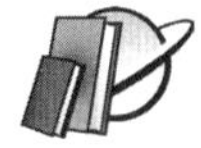

Alternativ kann auf technikbasierte Angebote verwiesen werden. Beispielsweise ist eine App der Bundeswehr zur PTBS seit 2016 kostenfrei unter dem Stichwort „Coach PTBS" bei iTunes oder im Playstore erhältlich, die auch Audiodateien zur Entspannung enthält.

Körperwahrnehmung

Entspannungstrainings fördern unter anderem auch die Körperwahrnehmung und erleichtern die Erkennung psycho-physischer Zusammenhänge. Dies ist zur Stabilisierung nach Traumatisierung wichtig, weil es häufig zu unverständlichen und unkontrollierbaren körperlichen Reaktionen kommt, zum Beispiel wenn Schmerz zu einem Teil eines Trauma-Gedächtnisses wird.

Der Einübungsprozess sollte eine besondere Aufmerksamkeit erhalten, weil nicht selten ein Verfahren zwar erlernt, dann aber vom Patienten nicht geübt wird. Das 2–3 mal tägliche Anwenden sollte vom Therapeuten regelmäßig nachgefragt und dabei auch etwaige Widerstände besprochen werden (Gibt es Störungen? Kommt es zu den erwünschten Effekten? etc.).

Es ist eine Vielfalt von Entspannungsverfahren verfügbar, zur Vertiefung siehe Heinrichs et al. (2015). Es ist sinnvoll, mit dem Patienten mehrere Ansätze zu testen und ihn dann zu ermuntern, sich für 1–2 Varianten zu entscheiden und diese regelmäßig anzuwenden. Die folgenden Beispiele sind einfach zu lernen und praktikabel in der Anwendung.

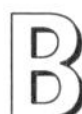

Bodycheck

Der Bodycheck stellt eine achtsame gedankliche Reise durch den Körper von den Fußsohlen bis in die Haarspitzen dar. Begonnen wird mit „Was fühle ich gerade in meinen Fußsohlen? Sie liegen auf dem Boden auf, ich spüre den Druck. Was spüre ich gerade in meinen Unterschenkeln? ... etc ...". Dadurch wird die Körperwahrnehmung geschult, gleichzeitig wird auch ein Bezug zur Realität, ins „Hier und Jetzt" hergestellt.

Diese Übung kann daher, wenn sie rechtzeitig angewandt wird, im Rahmen einer intensiven Besprechung vergangener Erinnerungen einen Schutz gegenüber einer emotionalen Überlastung und nachfolgenden dissoziativen Reaktionen (Kap. 5.9) darstellen.

Die achtsame Wahrnehmung von Körpersignalen kann auch Teil eines umfassenderen Achtsamkeitstrainings im Rahmen der Stabilisierung sein. Achtsamkeit kann nach außen gerichtet sein und die intensivierte Beobachtung der Umwelt beinhalten, beispielsweise als „Achtsamkeitsspaziergang" in der freien Natur. Sie kann sich aber auch nach innen richten und auf Körperwahrnehmungen, Bewertungen, Emotionen etc. zentriert sein (Michalak et al., 2012, bieten eine detaillierte Einführung).

Bio-Feedback-Verfahren

Als Ergänzung und Intensivierung dieses Ansatzes können Bio-Feedback-Verfahren angewandt werden. Dabei werden körperliche Veränderungen nach Entspannungs-/Achtsamkeitstraining aufgrund technischer Messungen, zum Beispiel der Hautleitfähigkeit, direkt grafisch an den Übenden zurückgemeldet. Dadurch erhält er ein besseres Verständnis seiner körperlichen und seelischen Reaktionen und ihrer Verknüpfung.

Atmung

Atembezogene Entspannungstechniken haben sich in der Psychotraumatologie ebenfalls sehr bewährt, da eine enge Verbindung zwischen Angstreaktionen und der Atmung besteht.

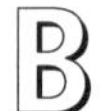

Atementspannung

Der nachfolgende Text kann in dieser oder auch abgewandelten Formen dem Patienten vorgelesen werden (nach Delb et al., 2002).

„Nehmen Sie sich jetzt vor, sich in den nächsten Minuten nur auf Ihre Atmung zu konzentrieren. Beobachten Sie, wie sich Ihr Brustkorb beim Einatmen hebt und beim Ausatmen wieder senkt. Versuchen Sie, durch die Nase ein- und durch den Mund wieder auszuatmen. (kurze Pause) Einatmen – Ausatmen – hin und her – wie eine Woge am Meer. (kurze Pause) Stellen Sie sich nun vor, dass diese Woge bei der Einatmung auf den Strand aufläuft und sich bei der Ausatmung wieder ins Meer zurückzieht. (kurze Pause)

Und achten Sie auch auf den kurzen Augenblick der Stille, der zwischen Ausatmung und erneuter Einatmung entsteht.

Nun stellen Sie sich vor, dass Sie bei der Ausatmung alles abgeben, was Sie belastet: Anspannung, Erinnerungen, schlechte Gefühle; und bei der Einatmung alles aufnehmen, was Sie für sich benötigen: Gelassenheit, Ruhe, Kraft. (kurze Pause)

Atmen Sie nun noch eine Weile ruhig und gleichmäßig weiter. (kurze Pause)

Kommen Sie nun mit Ihrer Aufmerksamkeit in den Raum zurück und nehmen Sie Ihre Umwelt wieder wahr. Öffnen Sie dann auch Ihre Augen, räkeln Sie sich, wie morgens nach dem Aufstehen, und beugen und strecken Sie Ihre Arme mit geballten Fäusten dreimal kräftig nacheinander."

Tension Relaxation Exercises (TRE)

Tension Relaxation Exercises (TRE) sind eine neuere Variante körperbezogener Entspannung. Sie arbeiten mit der aktiven Erzeugung eines Zitterns in bestimmten muskulären Regionen und erzeugen damit einen Entspannungsreflex.

Lichtstrom-Technik

Die Lichtstrom-Technik gibt einer unangenehmen Körper- oder Gefühlswahrnehmung eine visualisierbare Form (z.B. eine rote, heiße, stachelige Kugel) und lässt diese dann von einem heilsamen Licht durchströmen, was zu einer Veränderung der Form und damit auch der zugrundeliegenden Empfindung führt (Näheres bei Reddemann, 2001).

Arbeit mit dem Selbstkonzept als Stabilisierung

Nach erfolgreicher Psychoedukation, externer Stabilisierung und dem Erlernen erster Techniken der Entspannung kann als Teil der inneren Stabilisierung gezielt an Einstellungen zu sich selbst und dem Umgang mit sich, an Selbstfürsorge und der Herstellung eines Sicherheitsgefühls gearbeitet werden. Je nach Störungsniveau des Traumatisierten kann dies ggfs. eine intensive therapeutische Erfahrung erfordern und sollte dann einem ausgebildeten Psychotherapeuten vorbehalten bleiben.

Eine traumawertige Erfahrung stellt nicht selten das Selbstkonzept des Betroffenen infrage. Das bedeutet, dass Vorstellungen über erwartete Ereignisse und deren Vorhersagbarkeit, über das eigene Sicherheitsgefühl, aber auch über den persönlichen Wert tief greifend erschüttert werden können. Die damit einhergehende Verunsicherung stellt eine fortdauernde Bedrohung des Selbst dar, die die Entstehung und/oder Chronifizierung von psychischer Symptomatik nach einem Trauma begünstigen kann.

Dementsprechend kann therapeutische Arbeit an diesem Selbstkonzept eine hilfreiche Stabilisierung und Vorbereitung einer Traumabehandlung im engeren Sinne darstellen. Dazu gehört zum Beispiel die Auseinandersetzung mit eigenen Stärken und Schwächen – „wofür mögen mich meine Freunde und was kann man an mir kritisieren?“. Dabei sollte deutlich gemacht werden, dass es das Ziel dieser Überlegungen ist, das Gefühl für das innere Erleben zu stärken, wozu durchaus auch das Bewusstwerden von Schwächen gehören kann.

fürsorglicher Umgang mit sich selbst

Mit diesem Prozess eng verknüpft ist die Thematik des fürsorglichen Umgangs mit sich selbst. Traumatisierte neigen nicht selten dazu, hohe Erwartungen an sich zu stellen und entwickeln Schuldgefühle, wenn sie diese nicht erfüllen können. Daraus kann ein fordernder, z.T. auch autodestruktiver Umgang mit sich selbst entstehen, verbunden mit depressiven Versagensgefühlen, geringer Frustrationstoleranz, einer geringen Fähigkeit, eigene Erfolge wertschätzend zu betrachten etc. Um diese Tendenz zu verdeutlichen, kann es sich anbieten, mit Visualisierungskonzepten wie dem „Inneren Trainer“ zu arbeiten (nach Schulz von Thun, 2004).

Arbeit mit dem Inneren Trainer

Bei der Arbeit mit dem Inneren Trainer wird der Patient gebeten, sich an Zeiten zu erinnern, in denen er, zum Beispiel bei Ausübung eines Vereinssportes, mit Trainerpersönlichkeiten zu tun hatte. Welche Typen von Trainern gab/gibt es dabei? Vorstellbar sind die „harten Trainer“, die immer etwas zu kritisieren haben und selten loben, aber auch die „partnerschaftlichen Trainer", die eher auf den zu Trainierenden eingehen, ihn loben und motivieren. Solche Trainer können auch als innere Repräsentanzen in der Psyche vorkommen. Sie bewerten unser Verhalten und bestimmen unsere Handlungen, auch durch inneren Dialog, Lob oder Bestrafungen. Welcher Trainer-Typus gibt bei dem Patienten den Ton an, der strenge oder der partnerschaftliche Trainer? An welchem Beispiel wird dies vielleicht besonders deutlich?

Aufgabe ist es nun, diese Form des inneren Dialoges in Alltagssituationen zu üben („Was sagt grade mein Innerer Trainer?") und dadurch dafür zu sensibilisieren, sich von überstrengen Anteilen zu distanzieren und den selbstfürsorglichen Persönlichkeitsanteilen (dem konstruktiven Trainer) mehr Raum zu geben, zum Beispiel durch gezieltes Lob für Erfolge.

Wertorientierungen

Ergänzend können an diesem Punkt auch Wertorientierungen eingebracht werden, das heißt Standpunkte, die Bewertungen und Handlungsweisen situationsübergreifend bestimmen und die sich gegebenenfalls unter schwerwiegendem traumatischen Stress verändern können. Beispielsweise wird nach lebensbedrohlichen Situationen häufiger die Wertigkeit materieller Güter infrage gestellt, immaterielle Werte wie Freundschaft oder Familie bekommen einen höheren Stellenwert. Derartige Themen können z. B. im Rahmen von stabilisierenden Gruppenangeboten angesprochen werden, insbesondere bei einer beruflich homogenen Gruppenzusammensetzung, wie etwa im Militär (Zimmermann et al., 2016).

Bestandteil einer internen psychischen Stabilisierung von Traumatisierten kann es auch sein, dass erste Kompetenzen erworben werden, traumabezogene intrusive Bilder und die damit verbundenen Emotionen kontrollieren zu können. Dieses Ziel ist allerdings auch schon Bestandteil der vertiefenden Traumabearbeitung und gehört damit nur bedingt noch zur Stabilisierung.

Screentechnik

Einen Ansatzpunkt bietet die „Screentechnik" (Sack et al., 2013).

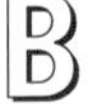

Anwendung der Screentechnik in der Stabilisierung

Bei der Screentechnik wird das traumatische Geschehen in Gedanken auf eine Leinwand beziehungsweise einen Fernsehbildschirm projiziert und dort in der Vorstellung als Film angesehen. Der Patient stellt sich eine Fernbedienung in seiner Hand vor und kann mit dieser in Absprache mit dem Therapeuten Veränderungen vornehmen, beispielsweise die Lautstärke verändern, ein Standbild erzeugen, vor- oder zurückspulen etc. Dadurch entsteht eine Distanzierung und Kontrollierbarkeit der belastenden Inhalte.

Häufig wird dies noch mit der „Tresortechnik" kombiniert. Dabei wird am Ende des modifizierten Films eine entsprechende CD oder DVD aus einem imaginierten Abspielgerät entnommen und in einen Tresorraum gebracht. Dieser wird anschließend sorgfältig verschlossen und der Schlüssel sicher verwahrt. Durch die detailreiche Ausgestaltung der entsprechenden Zwischenschritte entsteht ein gedankliches Kompetenz- und Kontrollgefühl im Umgang mit dem Geschehen.

Alternativ kann zur Erzeugung von Sicherheit auch die Übung „Der Sichere Ort" verwendet werden (Reddemann, 2002).

Übung „Der Sichere Ort"

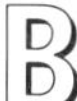

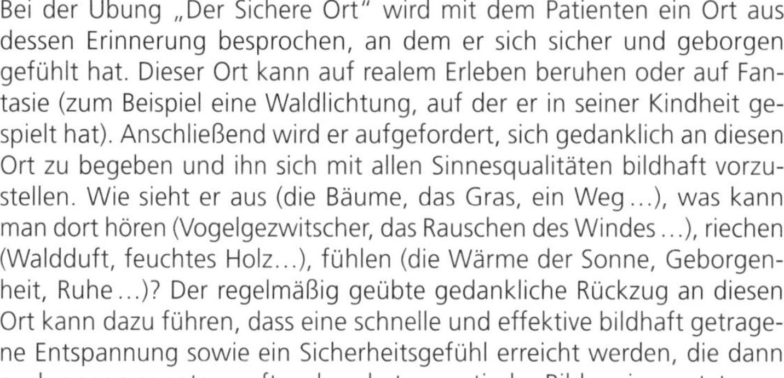

Bei der Übung „Der Sichere Ort" wird mit dem Patienten ein Ort aus dessen Erinnerung besprochen, an dem er sich sicher und geborgen gefühlt hat. Dieser Ort kann auf realem Erleben beruhen oder auf Fantasie (zum Beispiel eine Waldlichtung, auf der er in seiner Kindheit gespielt hat). Anschließend wird er aufgefordert, sich gedanklich an diesen Ort zu begeben und ihn sich mit allen Sinnesqualitäten bildhaft vorzustellen. Wie sieht er aus (die Bäume, das Gras, ein Weg ...), was kann man dort hören (Vogelgezwitscher, das Rauschen des Windes ...), riechen (Waldduft, feuchtes Holz...), fühlen (die Wärme der Sonne, Geborgenheit, Ruhe ...)? Der regelmäßig geübte gedankliche Rückzug an diesen Ort kann dazu führen, dass eine schnelle und effektive bildhaft getragene Entspannung sowie ein Sicherheitsgefühl erreicht werden, die dann auch gegen spontan auftauchende traumatische Bilder eingesetzt werden können.

„Innere Helfer"

Dieser „Sichere Ort" kann um sogenannte „Innere Helfer" ergänzt werden. Dabei wird eine imaginative Vorstellung lebendiger Wesen erarbeitet, die ebenfalls mit Attributen von Schutz und Sicherheit verbunden sind. Hier sind Personen aus dem früheren Leben des Patienten denkbar (zum Beispiel eine wohlwollende, fürsorgliche Großmutter), alternativ bieten sich Fantasiegestalten an, die beispielsweise aus Filmen oder Büchern entnommen und mit Weisheit, Kraft oder Hilfsbereitschaft in Verbindung gebracht werden. Diese „Inneren Helfer" begleiten den Patienten in seiner Fantasie, z.B. auch an den „Sicheren Ort", und vertiefen das Sicherheitsgefühl. Auch eine Kommunikation ist möglich, zum Beispiel Wünsche nach Schutz zu äußern. „Innere Helfer" können später auch während der Traumatherapie hilfreich sein, um beispielsweise in einem erdachten Dialog Schuldgefühle des Patienten zu relativieren.

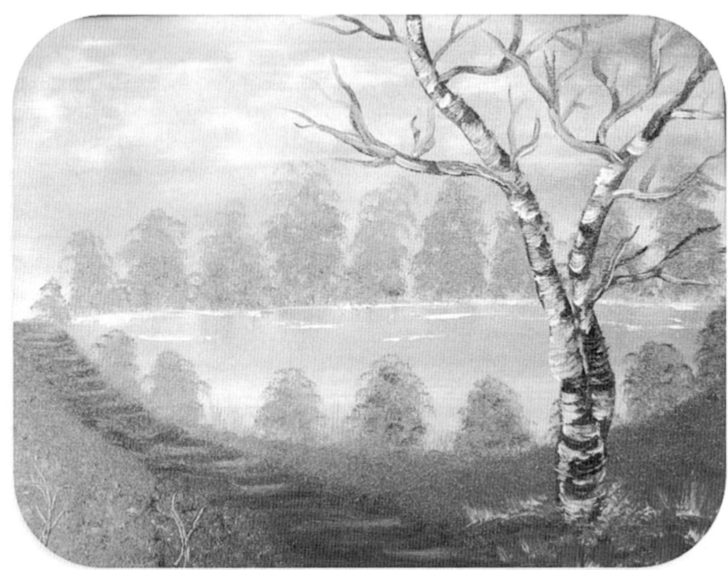

Abb. 3.2: Künstlerische Darstellung eines „Sicheren Ortes" durch einen Traumapatienten

Der gesamte therapeutische Prozess der äußeren und inneren Stabilisierung, aber auch der späteren Traumatherapie kann begleitet werden, indem der Patient ein Tagebuch führt und darin Erfolge, Probleme und Gedanken festhält und regelmäßig mit dem Therapeuten bespricht (Beispiele finden sich bei Fischer, 2011).

Therapeutische Grenzen

Dementsprechend sollte die bewusste Reflektion und gegebenenfalls Thematisierung von Grenzen zwischen Therapeut und Patient bereits Teil der Stabilisierungsarbeit sein.

Beziehungssituation

Insbesondere in einem noch beratenden Kontext sollte von vornherein klar mit dem Patienten besprochen werden, welche Stabilisierungsmaßnahmen Teil des Angebotes sein können und wann gegebenenfalls auf eine Therapie im engeren Sinne verwiesen wird. Das lässt für den belasteten bzw. traumatisierten Patienten die Beziehungssituation transparent werden und fördert das gegenseitige Vertrauensverhältnis.

Dabei muss insbesondere bei der Arbeit mit in der Kindheit oder Jugend traumatisierten Patienten mit Beziehungstests gerechnet werden, da diesen ein Sich-Einlassen auf eine enge zwischenmenschliche Bindung in der Regel schwerfällt.

Beziehungstest

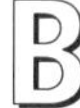

Es können Verhaltensweisen auftreten, die das gegenseitige Vertrauensverhältnis infrage stellen, zum Beispiel durch mangelnde Zuverlässigkeit und Pünktlichkeit bei der Wahrnehmung von Sitzungen oder ein besonders starkes Misstrauen. Wenn diese geduldig und empathisch angesprochen werden, lässt sich dann aber dennoch meist eine tragfähige Bindung aufbauen, die zur Stabilisierung beiträgt.

3.3 Fragen zu Kapitel 3

1. Was versteht man unter Ressourcen und unter Resilienz, wie hängen beide zusammen?

2. Wie wirken sich Ressourcen im Prozess der Krankheitsentstehung nach Traumatisierung aus?

3. Welche Arten von Ressourcen können unterschieden werden?

4. Warum ist die Thematisierung und Einhaltung zwischenmenschlicher Grenzen in der Psychotraumatologie so wichtig?

5. Welche Bedeutung haben soziale Ressourcen in der Stabilisierungsarbeit und wie können sie aktiviert werden?

6. Bitte nennen Sie einige in der Psychotraumatologie gebräuchliche Entspannngs- und Stabilisierungstechniken!

4 Behandlung: Allgemeine Grundsätze

In diesem Kapitel werden allgemeine Grundsätze in der Behandlung traumatisierter Menschen thematisiert, im darauf folgenden Kapitel 5 wird dann auf einzelne Verfahren näher eingegangen sowie auch ein Überblick über die Therapie von Krankheitsbildern gegeben, die oft nur mittelbare Folgen einer Traumatisierung sind bzw. als Begleiterkrankung auftreten.

Besonderheiten in der Behandlung spezieller Zielgruppen wie Soldaten, ältere Menschen oder Kinder werden im Kapitel 2.4 besprochen.

3 Phasen der Behandlung

Traumatherapie unterscheidet sich von anderen psychotherapeutischen Verfahren unter anderem durch ein sehr strukturiertes Vorgehen. Pierre Janet (Janet, 1889) hat schon früh ein therapeutisches Vorgehen in drei Phasen empfohlen:

- Stabilisierung;
- Traumakonfrontation;
- Integration und Neuorientierung.

In der Stabilisierungsphase wird mit dem Patienten daran gearbeitet, seine Kontrollfähigkeit über traumabezogene Gedanken, Emotionen oder Impulse wiederzuerlangen oder zu verbessern (Kap. 3.2). In der Traumakonfrontation wird er gedanklich mit der traumatischen Situation konfrontiert und erlebt sie innerlich noch einmal sehr intensiv. Im Rahmen der Integration und Neuorientierung lernt der Patient, das Trauma als Teil seines Lebensweges zu betrachten und ggfs. einen Sinn aus dem Erlebten abzuleiten. Hier kommen zum Beispiel auch Aspekte positiver Veränderungen wie zum Beispiel das sog. *Posttraumatische Wachstum* zur Sprache (Kap. 5.6).

Diese drei Phasen bilden eine chronologische Abfolge, vermischen sich jedoch häufig miteinander, und in der Regel werden während eines therapeutischen Ablaufes auch bestimmte Schritte und Entwicklungen im Wechsel mehrfach durchlaufen.

4.1 Was wirkt in der Traumatherapie?

In den letzten 30 Jahren ist es zu einem bemerkenswerten Wissenszuwachs auf dem Gebiet trauma-induzierter psychischer Erkrankungen und deren Behandlung gekommen.

Im Rahmen dieser Entwicklung wurden eine Vielzahl trauma-therapeutischer Methoden konzipiert, die es dem Kliniker zuweilen schwer machen, sich für eine auf die Bedürfnisse des Patienten und eigene Arbeitsschwerpunkte zugeschnittene Technik zu entscheiden, obwohl inzwischen durch eine Reihe von klinischen Studien ein gutes Evidenzniveau erreicht worden ist (Schnyder et al., 2015).

Um Wirksamkeit und Eignung besser beurteilen zu können, kann es hilfreich sein, die verfügbaren Verfahren im Hinblick auf die einzelnen therapeutischen Elemente zu betrachten, aus denen sie zusammengesetzt sind. In Expertenpanels aus jüngster Zeit wurden mehrere dieser Module identifiziert, die als besonders fundiert und wirksam eingestuft werden und sich meist in jeweils mehreren verschiedenen Methoden wiederfinden (Schnyder et al., 2015).

Psychoedukation

Psychoedukation bietet dem Behandelten Informationen über Entstehung, Therapiemöglichkeiten und Verlauf psychischer Erkrankungen (Kap. 1.5). Durch dieses Wissen entwickelt der Patient ein Krankheitsmodell, sein Sicherheits- und Kompetenzerleben erhöhen sich, und er erarbeitet sich eine mündige Position im Behandlungsprozess. So verbessert sich auch sein Selbstwirksamkeitserleben.

Wenn in der Psychoedukation mögliche Stressoren und Trigger der traumabezogenen Symptomatik erkannt worden sind, können darauf aufbauend Coping-Strategien (Skills) entwickelt werden. Dabei werden zum einen Situationen des Alltags, aber auch traumabezogene Überforderungssituationen, wie die vorübergehende Abspaltung negativer Gefühlszustände (Dissoziation), besprochen und Techniken des Umgangs und der Kontrolle dieser Situationen und Gefühle trainiert.

Traumakonfrontation

Ein weiterer wichtiger Wirkfaktor in der Traumatherapie ist die Traumakonfrontation, die im Regelfall durch eine vom Therapeuten angeleitete Imagination (intensive bildhafte Vorstellung der vergangenen traumatischen Geschehnisse unter Einbezug möglichst umfangreicher Sinnesqualitäten) erfolgt. Durch das sichere therapeutische Umfeld und die fachkundige Begleitung werden strukturierende und entlastende Verarbeitungsprozesse gefördert (zur Frage der Kontraindikation siehe Kap. 5.3 Kognitive Verhaltenstherapie).

Bei dieser Traumakonfrontation kommt es auch zur Reaktivierung von persönlichen Bewertungen und Bedeutungen des Traumageschehens („Was hat mich bedroht? Welche Fehler habe ich gemacht?" etc.). Diese werden re-prozessiert, das heißt kritisch hinterfragt und umbewertet bzw. modifiziert. Meist werden destruktive, gegen sich selbst gerichtete Prozesse dabei abgeschwächt und durch konstruktive ersetzt, neue Bedeutungen und Sinninhalte werden gefunden.

In der Folge kann dann ein weiteres Element wirksam werden: Aus den neuen Erkenntnissen und Bewertungen kann die Traumageschichte neu geschrieben werden und erscheint nun kohärenter und schlüssiger.

4.2 Hinweise zur Gesprächsführung mit traumatisierten Menschen

Allgemeine Grundsätze

Empathie des Therapeuten

Die Gesprächsführung mit psychisch belasteten Menschen ist im beratenden oder auch therapeutischen Kontext durch verschiedene Gemeinsamkeiten gekennzeichnet, die auch für Patienten gelten, die einer Traumatisierung ausgesetzt waren. Dazu gehört beispielsweise die Empathie des Therapeuten, also das Bemühen um einfühlendes Verstehen, das im Gespräch angemessen verbal und non-verbal vermittelt wird (wie etwa durch Nicken, gezieltes Nachfragen oder durch umformuliertes Wiederholen wichtiger Aussagen etc.). Dazu kommt eine positive, respektvolle Grundhaltung, die Zurückhaltung und Verschwiegenheit mit einschließt.

Erste Gespräche mit psychisch belasteten Menschen verfolgen im Regelfall auch das Ziel zu klären, ob eine weiterführende Therapie notwendig ist und wenn ja, zu dieser zu motivieren. Die *Positive Psychologie* z.B. arbeitet unter anderem mit Bildern und Geschichten, die Veränderungsimpulse vermitteln, die auf einem intuitiven Verständnis und weniger auf rationaler Reflektion beruhen. Derartige Bilder können im Rahmen einer traumabezogenen Stabilisierung eingesetzt werden (Kap. 3.2) und eignen sich ggfs. auch in der Phase der ersten Kontaktaufnahme, um die Therapiemotivation zu steigern.

Das folgende Beispiel gibt eine solche Geschichte wieder (Magi, 2009). Der dort vorkommende alte Mann symbolisiert den traumatisierten Patienten, der sich auf eine Reise macht (Psychotherapie beginnt), um einen Schatz zu finden (Heilung). Diesen findet er aber nicht in der Fremde (in der Abwehr, im Außen), sondern in seiner eigenen Hütte (in sich selbst).

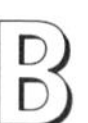

Der verborgene Schatz

Ein rechtschaffener alter Mann lebte lange Jahre in bitterster Armut. Er besaß nichts außer einer armseligen Hütte und einem Ofen darin, um seine wenigen Habseligkeiten aufzubewahren. Eines Nachts hatte er einen seltsamen Traum: Hinter einer Tür vernahm er eine Stimme, die ihm auftrug, eine lange Reise in eine fremde Stadt zu unternehmen. Dort würde er unter der Brücke des Königsschlosses einen vergrabenen Schatz finden. Der alte Mann wusste sich diesen merkwürdigen Traum, der ihn, ohne Reittier und ohne Geld, in eine so entfernte Gegend zu gehen hieß, nicht zu erklären. Doch in den folgenden Nächten wiederholte sich der Traum. Also nahm er sein Herz in beide Hände und beschloss, sich nach der Stadt aufzumachen, die ihm sein allnächtlich wiederkehrender Traum gezeigt hatte.

Nach tagelangen Fußmärschen, auf denen er allerlei Hindernisse zu überwinden hatte, gelangte er endlich ans Ziel. Dort entdeckte er etwas, das ihm von vornherein jeglichen Mut sinken ließ. Die Brücke wurde Tag und Nacht von königlichen Soldaten bewacht. Er konnte unmöglich einfach dort zu graben anfangen, wo der Schatz liegen sollte. So kam er jeden Morgen und blieb bis zum Abend, um die Wachen zu beobachten. Vielleicht verließen sie einmal ihren Posten, und er könnte seine Schatzsuche beginnen.

Nach einigen Tagen kam der Kommandant der Wache, der auf ihn aufmerksam geworden war, auf ihn zu und fragte ihn höflich: „Guter Mann, ich sehe dich nun schon seit Tagen an der königlichen Brücke stehen. Kann ich Dir irgendwie helfen? Wartest Du auf jemanden oder hast du gar etwas verloren?" Der alte Mann, der ein rechter Simpel war, erzählte ihm von dem Traum, der ihn hierher geführt hatte. „Du Ärmster", brach der Kommandant in lautes Lachen aus. „Und du hast wirklich Deine Schuhe durchgelaufen und bist so weit gegangen, nur weil du einen Traum hattest? Du bist mir ja wirklich ein Einfaltspinsel! Wäre ich so wie du, so wäre ich jetzt genau in die entgegengesetzte Richtung unterwegs. Denn tatsächlich hatte auch ich vor einiger Zeit einen Traum. Eine Stimme sagte mir, ich solle in das Dorf gehen, aus dem Du kommst, denn dort liege unter dem Ofen einer armseligen Hütte ein kostbarer Schatz verborgen. In dieser Hütte soll ein rechtschaffener alter Mann hausen, der die längste Zeit seines Lebens in bitterster Armut zugebracht hat. Stell Dir das mal vor!", sagte der Kommandant und lachte immer noch über diese dumme Geschichte. „Kannst du Dir vorstellen, wie ich dorthin reise und alle Hütten dieses armseligen Dorfes niederreiße, um dort einen angeblichen Schatz zu suchen? Zu meinem Glück halte ich nicht viel von Träumen oder irgendwelchen Vorahnungen."

Der alte Mann aber hatte dem Offizier mit kaum verhohlener Erregung zugehört. Er dankte dem Kommandanten für alles, was er ihm erzählt hatte, und machte sich schleunigst auf dem Weg nach Hause. Kaum angekommen, begann er, unter seinem Ofen zu graben. Dort entdeckte er einen Schatz, der seine kühnsten Träume überstieg. Er hatte immer schon dort gelegen, an dem Ort, an dem er sein ganzes Leben verbracht hatte. Der grenzenlose Reichtum setzte seiner Not ein Ende. Und doch hatte er diesen weiten Weg machen müssen, um den Schatz zu finden.

Über diese allgemeinen Aspekte hinaus gelten insbesondere in der Psychotraumatologie eine Reihe von Empfehlungen in der Gesprächsführung, die der besonderen Schwere der traumatischen Auslösesituation, der Symptomatik, aber auch der unbewussten Interaktion zwischen Helfendem und Betroffenem (sogenannte Übertragung und Gegenübertragung, Kap. 4.3) gerecht werden.

Therapeutische Grundhaltung in der Psychotraumatologie – Parteiliche Abstinenz

Wichtige Grundhaltungen in der psychotraumatologischen Arbeit sind die Präsenz und menschliche Authentizität der Berater bzw. Therapeuten in der Gesprächssituation.

In den psychoanalytisch fundierten Techniken und Verfahren der allgemeinen Psychotherapie spielen die professionelle Distanz und Abstinenz des Therapeuten eine wichtige Rolle für den therapeutischen Prozess, die sich u.a. darin äußern, dass dem Patienten viel Raum für freie Assoziationen gelassen wird und Bewertungen oder Ratschläge des Therapeuten nur eine untergeordnete Rolle spielen.

Ein traumatisierter Mensch ist dagegen nicht selten auch in seinen zwischenmenschlichen Bindungen stark verunsichert und kann eine derartige therapeutische Haltung als abwesend oder auch ablehnend empfinden. In der Traumatherapie bietet sich daher eher eine aktive und auch emotional präsente Grundhaltung an, die aktives Nachfragen oder vorsichtige Bewertungen beinhalten darf.

Balance zw. Präsenz und Zurückhaltung

Beispielsweise ist es nicht nur legitim, sondern auch wichtig, Bemerkungen wie „Das war ja eine furchtbare Situation …" oder „Da ist Ihnen Unrecht widerfahren …" zu äußern, um eindeutig Position für den traumatisierten Patienten als Opfer zu beziehen. Ein übertriebener Ausdrucksgehalt sollte dabei allerdings vermieden werden, um den Patienten nicht zu verunsichern.

Die Präsenz sollte zudem nicht so weit gehen, dass dem Traumatisierten emotionale Erfahrungen bzw. Entwicklungen oder auch anstehende organisatorische Schritte durch den Therapeuten regelmäßig vorgegeben oder abgenommen werden. Insbesondere der Erhalt von Alltagskompetenzen kann hilfreich sein, die kompetente, „gesunde" Seite für den Patienten verfügbar zu halten und dadurch eine Gegenposition gegenüber der erlebten Hilflosigkeit und dem Kontrollverlust der traumatischen Situation aufzubauen.

Bei der ausgewogenen Mischung aus therapeutischer Präsenz und Kompetenzstärkung durch Zurückhaltung sowie eindeutigen Positionierung gegenüber dem Patienten als Opfer spricht man auch von einer **parteilichen Abstinenz** des Therapeuten (Fischer & Riedesser, 2009; weitere Details in Kap. 4.3).

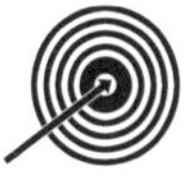

Verfällt der Patient dennoch in eine zunehmend passive, „regredierte" Haltung, was insbesondere bei frühkindlichen Traumatisierungen eine Belastung für den therapeutischen Prozess darstellt, kann es hilfreich sein, die reife, gesunde Position des Behandelten/Beratenen aktiv anzusprechen und zu einem therapeutischen Bündnis aufzufordern; beispielsweise durch Sätze wie: „Wie würde sich Ihr gesunder Anteil in dieser Situation verhalten…"? Eine weitere therapeutische Aktivierung dieser gesunden Position durch Stärkung von Ressourcen ist möglich und wird in Kapitel 3.2 näher besprochen.

Eine Thematisierung der traumatischen Erlebnisse ist auch während der ersten Kontakte möglich, jedoch sollte ein vertieftes und detailliertes Ansprechen insbesondere von belastenden Bildern, Emotionen und Selbstbewertungen anfangs eher vermieden werden. Zusätzlich sollte mit dem Patienten schon frühzeitig über die Gefahr einer Symptom-Triggerung (Kap. 2.5) gesprochen und vereinbart werden, wie beide Gesprächspartner in diesem Fall verfahren wollen, zum Beispiel durch Verabredung eines STOP-Signals oder Durchführung einer Technik gegen Dissoziation (Kap. 3.2 und Kap. 5.9).

Umgang mit Grenzen in der Psychotraumatologie

Ein beratender oder therapeutischer Kontakt zu einem traumatisierten Menschen stellt stets auch eine zwischenmenschliche Begegnung dar, die unterschiedlich intensiv erfolgen kann und dadurch zu einer individuellen Ausgestaltung von Nähe und Distanz zwischen den Gesprächspartnern führt.

Der Umgang mit den dadurch entstehenden Grenzen stellt für beide eine Herausforderung dar, die ggf. den beratenden oder therapeutischen Prozess behindern kann und dann besprochen werden sollte. Insbesondere nach mehrfachen (sequenziellen) Traumatisierungen in Kindheit oder Jugend kann es vorkommen, dass die Betroffenen Schwierigkeiten haben, angemessene zwischenmenschliche Grenzen einzuhalten. Dies kann sich beispielsweise darin äußern, dass es auch außerhalb der

Sitzungen zu häufigeren Kontaktversuchen seitens des Patienten kommt, etwa durch Telefonate, Emails etc. Es wird dann ggf. eine vorsichtige Abgrenzung des Therapeuten notwendig, zum Beispiel durch feste Vereinbarungen, wann Kontakte möglich sein sollten, oder durch Empfehlungen von ergänzenden Hilfsmitteln (Führen von Tagebüchern etc.), um bei akutem emotionalen Druck zu entlasten.

4.3 Regeln für die Traumatherapie

Es gibt grundsätzliche Regeln für die Traumatherapie, die auf einem breiten Konsens unter Traumatherapeuten und -forschern beruhen. So formulierte schon Wilson (1989) folgende Regeln, die sich generell als hilfreich in der Traumatherapie erwiesen haben. Diese beziehen sich vor allem auf häufige Übertragungssituationen der Betroffenen und damit ebenso typische Gegenübertragungsreaktionen der Behandler.

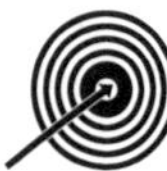

Übertragung, ein Begriff aus der Psychoanalyse, meint dabei den Vorgang, dass Menschen alte, oftmals verdrängte Affekte, Erwartungen, Wünsche und Befürchtungen aus der Kindheit unbewusst auf neue soziale Beziehungen übertragen und damit reaktivieren. Gegenübertragung beschreibt dabei die Reaktionen und Gefühle des Gegenübers darauf. Da in der therapeutischen Beziehung aber nicht alle Gefühle und Fantasien des Therapeuten auf die Gegenübertragung zurückgeführt werden können, ist wichtig, die Gegenübertragung von der **Eigenübertragung** zu unterscheiden, d. h. von Gefühlen, die mit der persönlichen Geschichte des Therapeuten zu tun haben.

Eine Hilfe bei der Bewältigung der schwierigen Aufgaben von Traumatherapie ist daher die Fähigkeit zum kontrollierten Umgang mit Übertragung und Gegenübertragung, die psychodynamisch arbeitende Therapeuten in ihrer Ausbildung im Allgemeinen erlernt haben, wobei aber auch andere Therapierichtungen inzwischen zunehmend mehr mit diesem Konzept arbeiten. Auch das Wissen über Widerstand, unbewusste Dynamik und deren Zusammenhang mit der aktuellen Lebensgeschichte sind wertvolle und sogar unerlässliche Voraussetzungen für eine gelingende Traumatherapie.

Widerstand ist ein psychoanalytisches Konzept, dessen Bearbeitung und Auflösung als einer der wichtigen Wirkfaktoren psychoanalytisch fundierter Behandlungen verstanden wird.

Diese Kenntnisse müssen in die Traumatherapie so eingebracht werden, dass sie sich unmittelbar auf traumatische Situationen und Reaktionen beziehen und den Verarbeitungsprozess fördern.

Im Folgenden werden zunächst die zentralen Regeln der Traumatherapie wiedergegeben, die inzwischen in der Traumatherapie weitgehend konsensuell sind (siehe auch Fischer & Riedesser, 2009 mit ausführlicheren Kommentierungen), und anschließend spezifischere Hinweise zum Aufbau eines hilfreichen Arbeitsbündnisses sowie im Umgang mit typischen Übertragungs- und Gegenübertragungsreaktionen gegeben.

1 **Nicht beurteilende Akzeptanz des Opfers.** Traumaopfer fühlen sich oftmals in ihrem Trauma gefangen, sie gehen davon aus, dass niemand sie verstehen kann, weil niemand ihre Erfahrungen geteilt hat. Gelingt es Behandlern, sich von eigenen Abwehrtendenzen (z.B. Opferbeschuldigung) und Gegenübertragungsreaktionen frei zu machen, so ermöglichen sie es den Betroffenen durch Offenheit und empathische Bereitschaft, ihre emotionale Erschütterung ohne Tabus durch etwaige Schamgefühle mitteilen zu können.

2 **Sofortige Intervention und die Beschaffung von Hilfe unterstützt den Erholungsprozess.** Das zerstörte Grundgefühl von Sicherheit kann durch sofortige soziale, psychische und ökonomische Hilfe wiederhergestellt werden.

3 **Erwartung massiver Gegenübertragungsreaktionen.** Antizipieren massiver eigener Gefühlsreaktionen und schwer kontrollierbaren Handlungstendenzen.

Gegenübertragung

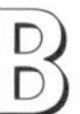

Frau G., eine große und leicht adipöse Frau mit pragmatischer und leicht verschmutzter Kleidung, ist in ihrer Kindheit schwer traumatisiert worden und seit Jahrzehnten deswegen in psychotherapeutischer Behandlung. Sie zeigt die Tendenz, ihr Selbstbild über die von ihr erlittenen traumatischen Erfahrungen zu definieren. Traumatisiert zu sein ist für die Patientin identitätsstiftend. Sie zeigt sich in den ersten Therapiesitzungen aufgeschlossen und offen, aber etwas verunsichert im emotionalen Kontakt mit der Tendenz, sich anzuklammern. So reagiert die Patientin panisch auf einen einwöchigen Urlaub der Behandlerin. Sie wirkt eloquent und einerseits sehr verbindlich, andererseits aber leicht kränkbar und überanspruchig („Wer ist Ihre Vertretung, wenn Sie eine Woche nicht da sind?"). Auf Frustrationen wie z.B. Urlaubsregelungen und die Begrenzung der Sitzungen auf 50 Minuten reagiert die Patientin vorwurfsvoll bis aggressiv. In der

Gegenübertragung löst die Patientin zunächst das Gefühl aus, sie „loswerden zu wollen" aufgrund der permanenten, detailreichen und gleichzeitig distanzierten Schilderungen ihrer traumatischen Erfahrungen.

Im Laufe der Therapie zeigt die Patientin jedoch zunehmend eine zugänglichere und weichere Seite und präsentiert sich als Frau mit vielen Ressourcen, die Interesse an ihrer Person über ihre traumatischen Erlebnisse hinaus weckt.

4 Die Bereitschaft, sich testen zu lassen. Ob eine Person das Vertrauen für die Hilfe verdient, die sie anbietet, entscheidet bei Traumaopfern oftmals eine Reihe von Tests, weil diese meist jedes Vertrauen in zwischenmenschliche Hilfe und Zuverlässigkeit verloren haben. Ohne die Grenzen der Abstinenz zu verletzen, müssen Behandler deshalb offen und ehrlich sein und ihre Gedanken und Gefühle in einer angemessenen Weise mitteilen (siehe Kap. 4.2 parteiliche Abstinenz).

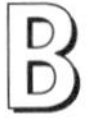

Eine Patientin teilt im Erstgespräch mit, sie habe eine schreckliche Kindheit gehabt, aber sie wolle unter gar keinen Umständen darüber sprechen. Die Therapeutin teilt mit, dass sie das respektieren werde und auch verstehe, dass die Patientin vorsichtig sei. Sie bittet die Patientin darum, ihr mitzuteilen, wenn Themen zur Sprache kämen, die sie nicht weiter vertiefen wolle.

Diese Intervention mag ungewöhnlich erscheinen, insbesondere dann, wenn man glaubt, ohne Kenntnis der Geschichte der Patientin nicht helfen zu können. Die Akzeptanz der Wünsche der Patientin ist hier aber eine notwendige, Vertrauen bildende Intervention. Im weiteren Verlauf der Therapie kann die Patientin unaufgefordert immer mehr Details aus ihrer Kindheit und Jugend berichten. Die Therapeutin lädt sie jeweils dazu ein, genau zu prüfen, ob sie sich nun sicher genug fühle zu erzählen.

5 Übertragung ist in der Traumatherapie ein Prozess der Wiederaufnahme von Beziehung („re-bounding"). D.h. die Übertragung ist auf das Trauma bezogen. Traumatisch gestörte Beziehungen werden hierbei wieder aufgebaut. Ein therapeutisches Arbeitsbündnis wird nur entstehen, wenn Therapeuten die aus der traumatischen Erfahrung stammenden Beziehungstests aushalten.

6 Ausgehen von der Hypothese, dass posttraumatische Belastungssymptome durch das traumatische Ereignis hervorgerufen werden. Die Vermutung, dass gegenwärtige Symptome und Stressreaktionen durch die erlebte traumatische Situation hervorgerufen und bedingt sind, ist leitend. So wird es Betroffenen ermöglicht, sich auf die traumatische Erlebnisverarbeitung einzulassen, um dann Zusammenhänge mit früheren traumatischen Ereignissen und der eigenen Lebensgeschichte zu bearbeiten. Hier wird davon ausgegangen, dass im zentralen traumatischen Situationsthema lebensgeschichtliche Vorerfahrungen mit beteiligt sind und diese so beim Durcharbeiten des aktuellen Traumas implizit auch immer mit angesprochen werden.

7 **Information über die Natur und Dynamik von traumatischen Reaktionen ist ein Bestandteil der Traumatherapie.** In den 3 Prinzipien der Traumatherapie nach Ochberg (1993) werden diese Informationen, die an den Betroffenen psychoedukativ vermittelt werden sollen, näher expliziert:

3 Prinzipien nach Ochberg

- Nach dem „Prinzip der Normalität" sollen dem Betroffenen postexpositorische Symptome als normale Folgeerscheinung einer anomalen Situation vermittelt werden.
- Nach dem „Prinzip der Individualität" reagieren die Betroffenen, d.h. jeweils spezifisch auf das Trauma. Dieses ist von Therapeuten anzuerkennen.
- Kooperation und Wiederermächtigung des Patienten: Gestärkt und ermächtigt fühlen sich infolge die Betroffenen, wenn die eigenen Symptome als eine (paradoxe) Reaktion auf eine Situation, die keine adäquate Bewältigung zuließ, anerkannt werden. Das heißt: Die traumatischen Symptome sind eine normale Reaktion auf eine unnormale Situation, die erlebt werden musste!

8 **Traumatische Ereignisse können in jedem Lebensalter zu Veränderungen der Ich- und Identitätsentwicklung führen.** Zu einer Unterbrechung zwischen prä- und posttraumatischer Identität und Selbstverständnis kann es durch die Beschleunigung, Verlangsamung, Verhinderung und Unterbrechung normaler Entwicklungsprozesse kommen. Eine posttraumatische Selbststörung, mit Störung der inneren Kontinuität der Persönlichkeit, tritt ein, wenn die soziale Umwelt nicht genügend auf traumatische Verletzungen reagiert. Das Bild ist gekennzeichnet durch z.B. Wut, Verletzlichkeit, geringe Selbstachtung, paranoide Vorstellungen, Fantasien von Rache und Vergeltung sowie hohe Sensibilität gegenüber unempathischem Verhalten.

In verschiedenen Studien konnte gezeigt werden, dass hilfreiche Reaktionen in der näheren Umgebung, aber auch von verschiedenen Funktionsträgern (z.B. Ärzten, Krankenkassen, Behörden, Justiz) deutlich zum Erholungsprozess beitragen bzw. bei negativen Reaktionen diesen nicht nur behindern, sondern massiv erschweren (Eichenberg & Harm, 2008).

9 **Verwerfung, Spaltung und Formen von Dissoziation gehören zu den Abwehrmechanismen, die einem psychischen Trauma folgen.** Diese Mechanismen können zu einer Persönlichkeitsalterierung führen und sollten als Folgen schwerer Traumatisierung erwartet werden.

10 **Selbstbehandlungsversuche durch Drogen oder Alkohol sind bei psychotraumatischen Belastungssyndromen verbreitet.** Die extremen Belastungen und den Erregungszustand des autonomen Nervensystems versuchen Patienten oftmals im Sinne einer Selbstmedikation durch Alkohol oder Drogen zu mildern (siehe den sogenannten Sucht-Verlaufstypus, Tab. 2.3), dafür sollten Traumatherapeuten Verständnis zeigen und eine Alkoholismus- und/oder Drogenbehandlung mit in den Behandlungsplan integrieren.

11 **Die erfolgreiche Transformation der traumatischen Erfahrung kann die Entwicklung positiver Charakterzüge zur Folge haben.** Die Reformulierung und Transformation des Traumas kann zu Charakterzügen wie Redlichkeit, Integrität, Wahrhaftigkeit und Interesse an geistigen Werten führen (Kap. 5.6, „Posttraumatic Growth"). Das Andeuten dieser Entwicklungsmöglichkeiten kann Patienten helfen, das Trauma in den weiteren Lebensweg zu integrieren.

12 **Soziales Engagement und Sprechen über das Trauma fördern den Erholungsprozess.** Über das Erlebte sprechen zu können, die Darstellung der eigenen Gefühle sowie soziales Engagement in Prävention und Hilfe anderer Traumatisierter wirken sich positiv auf den Erholungsprozess aus (Kahana et al., 1988).

13 **Die Transformation des Traumas ist ein lebenslanger Prozess.** Selbst nach erfolgreicher Bearbeitung des Traumas bleibt eine lebenslange Erschütterung bei Traumatisierten zurück. Lebensereignisse, die an das Trauma erinnern, können zu erneuter Beunruhigung führen, insbesondere wenn die Verbindungslinien zur früheren Erfahrung unbewusst bleiben. Daher ist das Aufzeigen dieser Verbindungslinien ein wichtiger therapeutischer Vorgang, der hilft, die gegenwärtige Situation zu relativieren und das psychische Gleichgewicht wiederzufinden.

physische Aktivität, Ernährung

Zudem ist für Traumapatienten physische Aktivität wichtig, günstigstenfalls mit einem rituellen Charakter innerhalb des Tages, um Stressreaktionen abzubauen und den Zirkel von Grübeln, Wiedererleben der traumatischen Erfahrung oder Abstumpfung und Rückzug zu unterbrechen.

Auch Ernährungsfragen sollten thematisiert werden, denn die Tendenz, emotionale Bedrängnisse durch Essen, Trinken und Drogen zu betäuben, besteht bei Traumapatienten. Gesundheitsschädliche Ernährungsgewohnheiten können sich nach traumatischen Erlebnissen verstärken, sodass Gesundheitsrisiken zu den seelischen Belastungen hinzukommen.

Zur Förderung der sozialen Integration kommen außerdem sehr unterschiedliche therapeutische Settings und soziale Gruppen in Betracht, wie z.B. die Familie, soziale Dienste oder im Internet (Eichenberg & Wolters, 2013).

Aufbau eines hilfreichen Arbeitsbündnisses und Umgang mit typischen Übertragungs- und Gegenübertragungsreaktionen in der Traumatherapie

Gleichrangigkeit

Insgesamt wird sich nur dann ein hilfreiches Arbeitsbündnis aufbauen lassen, wenn der Therapeut dazu in der Lage ist, dieses nach den Gesichtspunkten von Gleichrangigkeit und einfühlsamer Kooperation zu gestalten. Da die meisten Patienten mit Beziehungstraumen in ihrer Kindheit unter einer autoritären Eltern-Kind-Beziehung mit starker Betonung des Machtgefälles litten, muss die Arbeitsbeziehung dem gezielt entgegenwirken, um ein hinreichendes Korrektiv bilden zu können. Durch unbewusstes Testen des Arbeitsbündnisses vergewissert sich die Patientin, ob der Therapeut wirklich gegen ein Abgleiten in machtorientierte und missbrauchende Rollenmuster gesichert ist. Bei positivem Ausgang dieser Versuche kann die Patientin genügend Vertrauen fassen, um ihre traumatischen Erfahrungen mitteilen zu können.

Dafür ist es z.B. für psychodynamisch arbeitende Therapeuten notwendig, die klassischen Prinzipien der psychodynamischen Therapie für die Traumatherapie teilweise umzuakzentuieren. Das gilt für den Umgang mit Widerstand und Abwehr (z.B. gegenüber der (emotionalen) Zurkenntnisnahme des Traumas), für die Abstinenzregel oder die Technik der freien Assoziation.

Abwehrphänomene

Bei Abwehrphänomenen muss z.B. berücksichtigt werden, welches Ziel die Abwehr verfolgt. Barwinski (2005) betont in ihrem „Integrationsmodell der Traumabearbeitung", dass sich bei traumatischen Erfahrungen die Abwehr zunächst gegen die wahrgenommene bedrohliche Wirklichkeit richtet, wie sie sich in der traumatischen Situation darstellt, und die damit einhergehenden überwältigenden Affekte. Diese Abwehr sollte gestärkt werden, bis die Erinnerung an traumatisierende Erfahrungen symbolisch repräsentiert werden kann. Dann tritt eine weitere Abwehrbewegung gegen die subjektive Bedeutung des traumatischen Geschehens in den Vordergrund, die in der Regel gedeutet werden sollte.

Der Umgang mit Übertragung und Gegenübertragung i.S. einer systematischen Wahrnehmung und Auswertung für den therapeutischen Prozess bleibt in der psychodynamischen Traumatherapie von zentraler Bedeutung. Wie wir durch Forschung und klinische Erfahrung heute wissen, wirkt sich allerdings eine übertragungszentrierte Behandlung bei traumatisierten Patienten äußerst ungünstig aus (vgl. Zurek et al., 2002), während sie bei Patienten mit anderer Ätiopathogenese (z.B. neurotischen Störungen) weiterhin indiziert ist (ausführlich siehe Fischer, 2007).

Insgesamt werden sich – je nach traumatischem Situationstyp – spezifische Übertragungs- und Gegenübertragungs-, aber ggf. auch Eigenübertragungskonstellationen ergeben. Patienten, die z.B. durch sexuellen Missbrauch ihres Ersttherapeuten eine Beziehungstraumatisierung erfahren mussten, werden beim Folgetherapeuten die Arbeitsbeziehung aufgrund ihres generalisierten Misstrauens nicht nur durch bestimmte Beziehungstests besonders gründlich prüfen, sondern auch bei diesem u.U. besondere Eigenübertragungsreaktionen auslösen. So kann beispielsweise die noch bestehende emotionale Abhängigkeit und Bindung an den ersten Psychotherapeuten aufgrund der massiven Wut dem Kollegen gegenüber übersehen werden. Denn da die missbrauchende Person in dem Fall ein Berufskollege war, sind die Folgetherapeuten durch Identifikation auch immer persönlich involviert (ausführlich siehe Becker-Fischer & Fischer, 2008; Eichenberg, Dorniak & Fischer, 2009).

4.4 Psychohygiene der Traumahelfer

Die Tätigkeit als Psychotherapeut birgt ohne Zweifel eine ganze Reihe psychischer, physischer und existenzieller Belastungen. Als psychische Belastungen sind u.a. relevant: die alltägliche Konfrontation mit im therapeutischen Prozess zutage tretenden belastenden Affekten, Fantasien, Impulsen und Beziehungskonstellationen inkl. der Gegenübertragungs- und Eigenübertragungsreaktionen der Therapeuten (Kap. 4.3), der alltägliche Umgang mit psychisch kranken Menschen sowie die fehlende soziale Stimulation, sofern sozial isoliert ohne Mitarbeiter und Kollegen alleine in eigener Praxis gearbeitet wird (Reimer, 1994).

Somit verwundert nicht, dass verschiedene Studien die subjektiv wahrgenommenen gesundheitlichen Einschränkungen bei Psychotherapeuten aufzeigen. Dazu zählt vor allem, sich be- oder überlastet, angestrengt und erschöpft zu fühlen (Cierpka et al., 1997; Reimer et al., 2005). So geben Psychotherapeuten im Vergleich zur altersentsprechenden Allgemeinbevölkerung mehr Beschwerden im Bereich „Erschöpfung" an. Außerdem ergab sich im Vergleich zur alters- und bildungsgradäquivalenten Bevölkerung eine signifikante Differenz im Sinne der schlechteren subjektiven Gesundheit der Psychotherapeuten („Wie würden Sie Ihren gegenwärtigen Gesundheitszustand beschreiben? – schlecht, weniger gut, zufrieden stellend, gut, sehr gut") (Hessel et al., 2009).

Tab. 4.1: Psychohygienische Möglichkeiten nach Reddemann (2003; leicht gekürzt und ergänzt)

Individuell persönliche Psychohygiene
▪ physisch: Schlaf, Ernährung, Bewegung usw. ▪ psychophysisch: Entspannung, Balance, Naturkontakt, Meditation ▪ Distanzierungstechniken und ggfs. EMDR bei Intrusionen ▪ kreativer Ausdruck ▪ ausgleichende Aktivitäten ▪ Spiritualität, Humor ▪ sozial: Unterstützungsnetz ▪ schöne Umgebung, schön gestalteter Arbeitsplatz ▪ wenig zusätzlich Belastendes im Alltag (z. B. Nachrichten im Fernsehen) ▪ Freudentagebuch
Professionelle Psychohygiene
▪ Ausbildung ▪ Selbsterfahrung auch im Bereich eigener Traumata (dies ist in den meisten Selbsterfahrungsangeboten nicht selbstverständlich) ▪ Setzen von Grenzen ▪ Supervision und Intervision ▪ Erholungszeiten
Soziale Psychohygiene
▪ Arbeitsplatz: Wertesystem, Supervision ▪ kollegiale Unterstützung ▪ Gesetze, soziales Klima ▪ Fachgesellschaften, Netzwerke
Psychohygiene im therapeutischen Arbeiten
▪ neben den Störungen auch die Ressourcen des Patienten sehen ▪ die innere Weisheit des Patienten nutzen ▪ inneres wohlwollendes Beobachten (von sich und dem Patienten)

3 Ebenen der Psychohygiene

Es liegt auf der Hand, dass Traumatherapeuten (aber auch andere Berufsgruppen, die mit Traumaopfern arbeiten) nochmals besonderen Belastungen ausgesetzt sind aufgrund der besonderen Patientengruppe, mit der sie arbeiten. Umso wichtiger ist es, den Umgang mit den Belastungen gezielt durch Selbstfürsorge im Sinne von Psychohygiene zu gestalten. Reddemann (2003) führt drei Ebenen von psychohygienischen Maßnahmen auf, die individuelle, professionelle und soziale Psychohygiene (Tab. 4.1).

Im Sinne der nach zeitlichen Gesichtspunkten unterschiedenen Bereichen der Psychohygiene nach Mierke (1967) sollte das Ziel für Psychotherapeuten sein, möglichst präventive (Gesunderhaltung) und restitutive (Einleitung frühzeitiger regenerativer und korrigierender Maßnahmen) Psychohygiene zu betreiben, um kurative Maßnahmen (zur Behebung von bereits eingetretenen Einschränkungen) möglichst vermeiden zu können. In diesem Sinne gilt, dass die bei Traumapatienten eingesetzten Stabilisierungsübungen (Kap. 3.2) auch ihren Helfern nutzen, um z. B. „wieder zu sich zu kommen". Reddemann (2001) stellt z. B. in diesem Kontext verschiedene hilfreiche Achtsamkeitsübungen vor und bietet ebenso für die Berufsgruppe der Traumatherapeuten spezialisierte Psychohygiene-Seminare an (Reddemann, 2003). Eine Reihe von Selbstberuhigungs- und Distanzierungstechniken, die bei sekundärer Traumatisierung (Kap. 2.1) bzw. deren Vermeidung helfen, werden in den Selbsthilfeschriften „Neue Wege nach dem Trauma" (Fischer, 2011) sowie „Stress im Beruf?" (Fischer et al., 2006) dargestellt.

Insgesamt sollten bei diesen individuellen psychohygienischen Möglichkeiten der Traumahelfer aber keineswegs die Belastungen übersehen werden, die sich aus ihrem strukturellen und organisatorischen Arbeitskontext ergeben. So hat Pross (2009) in einer Analyse von verschiedenen psychosozialen Einrichtungen für Opfer von Gewalt sehr eindrucksvoll herausgearbeitet, dass in diesen mitunter ein Klima herrscht, das wie ein Spiegelbild dessen erscheint, was Traumaopfer erlebt haben: Angst vor Spitzeln, sich verfolgt fühlen, überall Feinde wittern, Spaltungstendenzen, Misstrauen, Aggression, besessen und fasziniert sein von Gewaltthemen, sich ausgeliefert fühlen – wie in den Händen des Täters. Er arbeitete heraus, dass es sich um Reinszenierungen des Traumas innerhalb von Helfer-Teams und Organisationen handelt, um Gegenübertragungs- und Parallelprozesse. Die Ursache dieser Phänomene sind laut Ergebnissen dieser Studie vor allem Strukturmängel: Chaotische Arbeitsorganisation, Grenzüberschreitungen, Selbstaufopferung, Workaholismus, keine Selbstfürsorge, keine oder nur sporadische Supervision, Rollen- und Kompetenzdiffusion, Alle machen Alles, Basisdemokratie, Alle wollen mitentscheiden aber Keiner will Verantwortung übernehmen, Fehlen von oder nur pro forma Leitung zum Schein, unzureichende therapeutische Ausbildung, keine Selbsterfahrung, instabile Finanzsituation. Insofern sind individuelle Psychohygienemaßnahmen durch organisationale (z.B. externe Supervision, Organisationsentwicklung) zu ergänzen.

4.5 Fragen zu Kapitel 4

1. Bitte beschreiben Sie folgende Grundregeln der Traumatherapie: a) nicht beurteilende Akzeptanz des Opfers und b) die Bereitschaft, sich testen zu lassen.

2. Warum ist die Transformation des Traumas ein lebenslanger Prozess?

3. Welche Besonderheiten gibt es in der Arbeit mit Übertragung und Gegenübertragung bei Traumapatienten?

4. Nennen Sie mögliche psychohygienische Maßnahmen für Traumahelfer. Warum ist wichtig, dass betroffene Berufsgruppen sich besonders um ihre Erholung von Arbeitsbelastungen bemühen?

5 Behandlung: Spezifische Konzepte

In der psychoanalytischen und der verhaltenstheoretischen Therapierichtung liegen vor allem Konzepte vor, die sich speziell mit Kurzzeitpsychotherapie bei Traumata beschäftigen. Seit der sog. „kognitiven Wende" in der Verhaltenstherapie haben sich diese Therapierichtungen weit stärker als zuvor angenähert. Beiden Richtungen verdanken wir theoretische und klinische Beiträge zur Traumatheorie: der Verhaltenstherapie eher aus der Stress- und Coping-Tradition heraus, der Psychoanalyse auf der Grundlage von Freuds Traumabegriff (Kap. 1.3). Einer der wichtigsten Unterschiede besteht darin, dass psychoanalytisch orientierte Therapeuten sich stärker an den natürlichen Selbstheilungsprozess der Traumapatienten anlehnen und diesen durch geeignete Interventionen zu unterstützen und zu fördern versuchen. Verhaltenstherapeuten greifen dagegen aktiver in das Verarbeitungsgeschehen ein und versuchen, den Heilungsprozess durch aktives Üben und aktive Konfrontation mit traumatischen Situationselementen zu unterstützen (Fischer & Riedesser, 2009). Die Verbindung beider Therapieansätze kann für die Zukunft der Traumatherapie von besonderem Vorteil sein. Im Folgenden werden aus beiden Schulen zentrale Konzepte der Traumatherapie vorgestellt.

In jüngster Zeit haben sich zudem um die beiden zentralen Schulen herum eine Reihe von Techniken und Verfahren entwickelt, die spezielle ergänzende Elemente einführen (wie z. B. Augenbewegungen in der EMDR-Technik) oder andere Zugangswege nutzen (wie die kunst- oder bewegungstherapeutischen Ansätze). Aus dieser Vielfalt wird hier eine exemplarische Auswahl vorgestellt.

5.1 Akutinterventionen nach Traumatisierung

Unmittelbar nach Auftreten einer traumatischen Situation wirken eine Fülle von Schutz- und Risikofaktoren auf die beginnenden Anpassungs- und Verarbeitungsprozesse ein (Kap. 2.5). Die Ausprägung und die Zusammensetzung dieser Faktoren entscheiden im zeitlichen Verlauf letztendlich darüber, ob eine Traumafolgestörung entsteht oder ob der Betroffene psychisch gesund bleibt bzw. ob eine vorübergehende Reaktion (Akute Belastungsreaktion, Kap. 2.4) spontan wieder abklingt.

3 Monats-Zeitraum

Akutinterventionen in dieser Phase umfassen einen Zeitraum von ca. drei Monaten und werden in den vielfältigen bestehenden Konzeptionen mit sehr unterschiedlichen Elementen und zu verschiedenen Zeitpunkten angewandt. Gemeinsame Basis aller ist eine einleitende Psychoedukation, d.h. die Erklärung psychischer und körperlicher Symptome und der zugrunde liegenden Prozesse.

Mögliche Varianten sind u.a. das Critical Incident Stress Management (CISM), spezielle Protokolle der EMDR-Technik (Kap. 5.4) und der Psychodynamisch Imaginativen Traumatherapie (PITT) sowie die Traumafokussierte Kognitiv-behaviorale Therapie (TF-CBT).

In einem Review der britischen Cochrane Collaboration, das sich durch eine hohe wissenschaftliche Qualität auszeichnet, wird allerdings nur die TF-CBT in den ersten drei Monaten nach akuter Traumatisierung bei Symptomen einer Akuten Belastungsreaktion oder Posttraumatischen Belastungsstörung als ausreichend wissenschaftlich basiert bewertet und zur Anwendung empfohlen (Cochrane, 2012; www.cochrane.org/CD006869/DEPRESSN_multiple-session-early-psychological-interventions-for-prevention-of-post-traumatic-stress-disorder).

TF-CBT

TF-CBT umfasst eine Vielzahl an therapeutischen Elementen, die den frisch traumatisierten Patienten zu einem veränderten Umgang mit bewertenden Gedanken sowie emotionalen und körperlichen Wahrnehmungen anregen (Kornor, 2008). Dazu gehört unter anderem die Übung eines veränderten Umgangs mit Reizen oder Situationen im Zusammenhang mit der traumatischen Erfahrung, die angstbesetzt sind und dementsprechend vermieden werden, zum Beispiel soziale Kontakte.

Ein möglicher Bestandteil der TF-CBT ist Stressbewältigungstraining, bei dem im therapeutischen Gespräch stress-erzeugende Situationen besprochen und Bewältigungsstrategien erarbeitet und geübt werden. Dabei kommen auch psychische und körperliche Stress-Signale zur Sprache, Entspannungstechniken werden geschult (Kap. 3).

Kognitionen umstrukturieren

Eine wichtige Ergänzung ist die therapeutische Arbeit an traumabezogenen mentalen Prozessen (Kognitionen), die ggf. umstrukturiert werden müssen. Bewertende Gedanken wie „Ich habe mich schuldig gemacht“ sollten überprüft und mit der Realität abgeglichen, ggfs. relativiert werden, ohne aber in eine unreflektiert entlastende, „tröstende“ therapeutische Haltung zu verfallen.

Weitere Hinweise, die auch in der Akutsituation gut verwertbar sind, können Kapitel 3.2 entnommen werden.

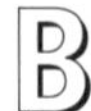

Akutintervention

Ein Patient kommt drei Tage nach einem Verkehrsunfall, bei dem drei Menschen schwer verletzt wurden, in die Notaufnahme. Obwohl er selbst nur Ersthelfer gewesen und unverletzt geblieben sei, beklagt er nun neben einer allgemeinen ängstlichen Angespanntheit und Einschlafstörungen, dass er nicht mehr an der Unfallstelle vorbeifahren könne. Er empfinde dann große Angst, dass wieder etwas passieren könne. Er mache einen erheblichen Umweg und müsse deutlich mehr Zeit für seinen Arbeitsweg einplanen.

Nach einer Psychoedukation zu seinen Symptomen und nach einer Erläuterung, dass Vermeidung zu einer Verstärkung der Angst führen kann, wird mit ihm besprochen, die Unfallstelle wieder aufzusuchen, zunächst zu Fuß und möglichst in Begleitung. Er soll dort trotz seiner Angst etwa 1–2 Stunden verbringen und sich dabei wiederholt selbst darlegen, dass die Situation vorüber und er nun in Sicherheit ist. Vor und nach dieser Übung wird ihm die Durchführung eines Entspannungsverfahrens nahegelegt.

Zusätzlich wird mit ihm thematisiert, dass er mit seiner Ehefrau über seine Ängste sprechen soll, ohne aber zu detailliert die Unfallereignisse zu schildern, um Triggerungen zu vermeiden. Ein Info-Blatt mit Schlaftipps wird ihm ausgehändigt.

Es wird abschließend eine Vorstellung bei einem Facharzt für Psychiatrie und Psychotherapie mit traumatherapeutischer Zusatzqualifikation vier Wochen später vereinbart, um den Verlauf zu bewerten und ggfs. weitere therapeutische Schritte (z. B. eine ambulante Psychotherapie) einzuleiten.

Eine Reihe weiterer Verfahren wurde in den letzten Jahren zur Akutintervention entwickelt, zum Teil abgeleitet aus gut etablierten traumatherapeutischen Ansätzen.

Dazu gehört die modifizierte Prolonged Exposure (Kapitel 5.3), die in einer randomisierten und kontrollierten Studie an 137 Patienten einer Notaufnahme nach akuter Traumatisierung zu vermindertem Auftreten einer PTBS in der Folgezeit führte (Rothbaum et al., 2016).

Frühere Standards sind demgegenüber in die Kritik geraten und werden nicht mehr uneingeschränkt empfohlen, zumindest nicht in einer unmodifizierten Form: Dazu gehört unter anderem das „Critical Incident Stress Debriefing“ (Roberts et al., 2012). Dabei handelt es sich um eine Gruppenintervention, die 24–72 Stunden nach einem traumatischen Ereignis angewandt wird. Die Teilnehmer besprechen unter der Leitung eines Angehörigen der Gesundheitsberufe sowie mindestens eines „Peers“ aus ihrem beruflichen Umfeld mit einer Zusatzausbildung die Geschehnisse nach einem festgelegten Ablaufschema. Dieses enthält vor allem die Ereignisse selbst, die emotionalen, gedanklichen und die körperlichen Reaktionen.

Medikamente

Auch eine Verabreichung von Medikamenten ist in der Akutphase möglich, um Symptome zu lindern und den Verlauf positiv zu beeinflussen. Untersucht wurde eine Reihe von Substanzen mit sehr unterschiedlichen Ergebnissen (Vaiva et al., 2003; Zohar et al., 2011). Möglicherweise wirksam ist die Gabe von hochdosiertem Cortison sowie des Beta-Blockers Propranolol unmittelbar nach dem traumatischen Erlebnis. Die Effekte werden unter anderem über eine Abschwächung der konditionierten Angstreaktion erklärt. In der Akuttherapie sollte auf Beruhigungsmittel wie Benzodiazepine nur im Notfall zurückgegriffen werden (z.B. Suizidalität).

5.2 Psychodynamische Verfahren

Wiedererleben, Durcharbeiten, Integrieren

Die psychodynamische Traumatherapie hat sich seit etwa 40 Jahren aus der Psychoanalyse heraus entwickelt und dabei eigenständige Methoden und Behandlungsregeln ausgearbeitet.

Das therapeutische Vorgehen besteht in der Bearbeitung der verzerrten Abwehrstrukturen in Verbindung mit einer Stärkung der gesunden Strukturen und Funktionen der Persönlichkeit und zielt ab auf Wiedererleben, Durcharbeiten und die Integration der traumatischen Erfahrung. Dieses Ziel hat Pierre Janet (1889) als Abfolge von Stabilisierung, Traumabearbeitung und Re-Integration des Traumas in die Persönlichkeit formuliert. Freuds für die Traumatherapie wohl relevantester Beitrag war die Entdeckung des Wiederholungszwangs und der Übertragung. Die Kunst der Therapie traumatischer Prozesse bestand darin, die von beiden Pionieren erarbeiteten Konzepte miteinander zu verbinden und ein immer präziseres Vorgehen für die verschiedenen Konstellationen des traumatischen Prozesses zu entwickeln.

Ein Pionier in dieser Hinsicht war Mardi Horowitz (1976) mit seiner *Psychodynamischen Kurztherapie*. Darauf aufbauend sind die *Mehrdimensionale Psychodynamische Traumatherapie* (MPTT, Fischer 2000b; 2007) und die *Psychodynamisch Imaginative Traumatherapie* (PITT) nach Reddemann (Reddemann, 2001; Reddemann, 2011) sowie die *Traumazentrierte Psychotherapie* nach Sachsse (2004) entstanden. Bei Letzterer handelt es sich um eine Konzeption, die in den Grundzügen der von Luise Reddemann entwickelten Traumatherapie sehr ähnelt bzw. auch auf ihr basiert (für frühere gemeinsame Publikationen der beiden Autoren siehe z.B. Reddemann & Sachsse, 1999), sodass an dieser Stelle für eine gesonderte Darstellung auf Sachsse (2004) verwiesen wird.

Psychodynamische Kurztherapie nach Horowitz

Ein Pionier der Traumaforschung ist der nordamerikanische Psychoanalytiker Mardi Horowitz. Horowitz (1976) hat die erfolgreiche Bewältigung einer traumatischen Reaktion definiert als Fähigkeit, das Trauma willentlich erinnern zu können und gleichermaßen in der Lage zu sein, die Aufmerksamkeit anderen Dingen zuzuwenden. Dieses Ziel wird bisweilen nicht auf „natürlichem" Wege in der Erholungsphase erreicht, sondern nur mit therapeutischer Unterstützung. Nach Horowitz durchläuft die post-expositorische Reaktion mehrere Phasen, die jeweils in eine normale und eine pathologische Variante unterschieden werden können. Die normale Reaktion bezeichnet Horowitz als „stress response", die pathologische Variante stellt die traumatische Reaktion im engeren Sinne dar:

1 Die peri-traumatische Expositionsphase. Die normale Antwort sind Aufschrei, Angst, Trauer und Wutreaktionen. Der pathologische Erlebniszustand ist gekennzeichnet durch Überflutung von den überwältigenden Eindrücken. Die betroffene Persönlichkeit wird von der unmittelbaren emotionalen Reaktion überschwemmt und befindet sich manchmal noch lange Zeit über in einem Zustand von Panik bzw. Erschöpfung, der aus den eskalierenden emotionalen Reaktionen entsteht.

2 Verleugnungsphase (bzw. -zustand). Die Betroffenen wehren sich gegen Erinnerungen an die traumatische Situation. Pathologische Variante: Extremes Vermeidungsverhalten, evtl. unterstützt durch Gebrauch von Drogen und Medikamenten, um den seelischen Schmerz nicht erleben zu müssen.

3 Phase (bzw. Zustand). Eindringen von Gedanken oder Erinnerungsbildern. Pathologische Variante: Erlebniszustände mit ständig sich aufdrängenden Gedanken und Erinnerungsbildern vom Trauma (intrusive Phänomene der PTBS).

4 Phase bzw. Erlebniszustand. Durcharbeiten. Hier setzen sich die Betroffenen mit den traumatischen Ereignissen und ihrer persönlichen Reaktion auseinander.

5 Relativer Abschluss (completion). Ein Kriterium ist die Fähigkeit, die traumatische Situation in ihren wichtigsten Bestandteilen erinnern zu können, ohne zwanghaft daran denken zu müssen.

frozen states

Die pathologischen Varianten zu den Phasen 4 und 5 sind „frozen states“: erstarrte Zustände mit psychosomatischen Symptomen wie körperlichen Missempfindungen verschiedener Art und Verlust der Hoffnung, die traumatische Erfahrung durcharbeiten und abschließen zu können; ferner Charakterveränderungen als Versuch, mit der subjektiv nicht zu bewältigenden traumatischen Erfahrung zu leben. Ausgedehnte Vermeidungshaltungen gehen mit der Zeit in phobische Charakterzüge über.

Die bahnbrechende Arbeit von Horowitz kann als eine Pionierarbeit gelten, die dazu beigetragen hat, dass psychotraumatologische Syndrome wie die PTSD in das diagnostische Manual der Amerikanischen Psychiatrischen Gesellschaft Eingang fanden. Die Psychotraumatologie verdankt Horowitz zudem die Entdeckung des biphasischen Charakters der traumatischen Reaktion als eines zentralen psychobiologischen Verarbeitungsmechanismus. Es handelt sich um den regelhaft wiederkehrenden Wechsel von Intrusion (Eindringen) und Verleugnung der traumatischen Erinnerungsbilder.

Vollendungstendenz

Dieser zweiphasische Charakter der traumatischen Reaktion steht nach Horowitz im Dienste einer Tendenz zur Erledigung unvollendeter Handlungen (completion tendency, Vollendungstendenz), die in der Psychologie auch experimentell untersucht wurde. Ein Beispiel sind die Experimente zum sogenannten „Zeigarnik-Effekt“. Zeigarnik (1927) konnte zeigen, dass künstlich unterbrochene Handlungen bevorzugt wiederaufgenommen werden, sobald die Versuchspersonen Gelegenheit dazu finden.

Therapeutisches Vorgehen nach Horowitz

Das *therapeutische Vorgehen nach Horowitz* knüpft u.a. am biphasischen Verlauf der Traumareaktion und der Vollendungstendenz an. Abweichungen dieser natürlichen Verarbeitungstendenz werden therapeutisch korrigiert, um die Selbstheilungskräfte des Patienten zu unterstützen. Die Traumaverarbeitung ist vollendet, wenn die Persönlichkeit in der Lage ist, Erinnerungen und Gefühle im Zusammenhang mit dem Trauma bewusst hervorzurufen, ohne ihnen verhaftet zu bleiben. Die Integration der traumatischen Erfahrung in die Selbststruktur und die Ich-Identität ist ein weiteres Kriterium.

Mehrdimensionale Psychodynamische Traumatherapie (MPTT)

Bei der Mehrdimensionalen Psychodynamischen Traumatherapie (MPTT, Fischer, 2000 b) handelt es sich um eine manualisierte Version traumaadaptierter tiefenpsychologisch fundierter/analytischer Psychotherapie (Fischer et al., 2003). Indikationsbereich der MPTT sind Störungen mit überwiegend psychotraumatischer Ätiopathogenese (Fischer, 2007).

psychodynamisch mit Übungselementen

Insofern die MPTT Übungselemente enthält und diese in ein psychodynamisches Konzept der Behandlungsplanung und Beziehungsgestaltung einbezieht, kann sie ihrem technischen Vorgehen nach auch als psychodynamisch-„behaviorales" Verfahren bezeichnet werden. Verwendet werden die Übungselemente jedoch nicht im genuin verhaltenstherapeutischen Sinne. Vielmehr stehen sie im Dienst einer Veränderungskonzeption, wie sie analytischen Prozessen zu eigen ist. Das psychodynamische Rahmenkonzept setzt Erfahrungen in tiefenpsychologisch fundierter und analytischer Psychotherapie voraus und ist als darauf aufbauende Weiterbildung konzipiert.

Kennzeichnend für die MPTT ist die Zentrierung der therapeutischen Arbeit auf das zeitlich jeweils nächstliegende traumatisierende Ereignis. Bei der MPTT handelt es sich somit um eine Variante psychodynamischer Fokaltherapie. Grundlage des Veränderungsprozesses in der MPTT ist die Gestaltung der therapeutischen Beziehung.

4 Dimensionen der MPTT

Die vier Dimensionen der MPTT legen den Ablauf der psychotherapeutischen Behandlung fest und gewähren zugleich den notwendigen Spielraum für eine individualisierte, an den Bedürfnissen der Betroffenen orientierte Beziehungsgestaltung. Den MPTT-Dimensionen sind Prinzipien der Behandlungsführung zugeordnet, die wiederum Interventionsstrategien bahnen.

Dimension I: Zeitdimension: Psychische Prozesse folgen einem immanenten natürlichen Verlauf, der individuell entsprechend der Persönlichkeit, dem Temperament und sozialen Lebensbedingungen moduliert wird. Unter Dimension I orientiert sich die MPTT am natürlichen Verlauf der Traumaverarbeitung. Als erster Schritt der Behandlungsplanung wird daher der Stand des traumatischen Prozesses erfasst (Akuter Verlauf, mittelfristiger und langfristiger traumatischer Prozess).

Dimension II: Situationsdimension: In dieser Dimension werden charakteristische Situationsaspekte der jeweiligen traumatischen Erfahrung erfasst. Zunächst wird unterschieden, ob es sich um ein Monotrauma (Typ I) oder eine komplexe und chronische Traumatisierung (Typ II) handelt. Weitere situative Faktoren sind „natural-desasters" (Unfälle, Naturkatastrophen) vs. „man-made-desasters" (Beziehungstaten, Gewalt, Verfolgung, Folter) (Kap. 2.4). Je nach Situation erzeugen Traumata eine eigene Dynamik, die in die Behandlungsplanung eingeht (negative Intimität bei erzwungener Nähe, mittelbare oder unmittelbare Betroffenheit etc.).

Dimension III: Persönlichkeit und soziales Umfeld: Berücksichtigt werden in dieser Dimension von Therapieplanung und -führung persönlichkeitsbezogene anamnestische Daten, wozu auch Vortraumatisierungen gehören sowie der persönlichkeitstypische Kontrollstil, d.h. typische Abwehrmechanismen und Bewältigungsstrategien des Individuums.

Dimension IV: Therapieverlauf: Den therapeutischen Prozess kennzeichnen drei Phasen: Die Stabilisierungsphase, das Durcharbeiten des traumatisierenden Geschehens, die Integration der traumatischen Erfahrung in die Persönlichkeit und in die Lebensgeschichte. Die Interventionen orientieren sich flexibel am jeweiligen Stand des therapeutischen Prozesses.

Der therapeutische Prozess wird geleitet durch diese vier Dimensionen. Die Interventionstechniken beruhen wiederum auf verschiedenen Prinzipien der Therapieführung, die eine Art Binnenstruktur der 4 Dimensionen bilden. Für die Umsetzung der Prinzipien sind im MPTT-Manual prototypische Strategien und Standardinterventionslinien formuliert, die für die individuelle traumatische Erfahrung und Beziehungskonstellation adaptiert werden müssen. Somit existiert eine Standard-Akuttherapie, aber entsprechend Dimension I, d.h. dem Grundprinzip der MPTT, dem natürlichen Traumaverlauf zu folgen, ergeben sich insgesamt folgende Varianten bzw. Modifikationen:

- Krisenintervention und Beratung/Betreuung;
- Trauma-Akut-Therapie (Standardversion);
- Therapie mittelfristiger traumatischer Prozesse;
- Psychotherapie langfristiger traumatischer Prozesse.

So sind die beiden letztgenannten Varianten indiziert, wenn chronifizierte Traumatisierungen (Typ II) vorliegen, die schon in der Kindheit ihren Anfang nahmen, wobei die Persönlichkeitsentwicklung und evtl. sogar die neurobiologische Reifung des Gehirns beeinträchtigt wurden.

Die MPTT wurde sowohl im ambulanten wie stationären Setting positiv evaluiert (Bering et al., 2003; Grothe et al., 2003).

Psychodynamisch Imaginative Traumatherapie (PITT) nach Reddemann

Unterstützung selbstregulativer Prozesse

Eine gemeinsame Grundlage von MPTT und PITT liegt darin, die traumakompensatorischen Fähigkeiten der Patienten ggf. auch durch Einsatz von Übungen zu unterstützen, wobei die PITT hier v.a. Imaginationen nutzt. PITT (Reddemann, 2011) verfolgt das Ziel, die Fähigkeit zur Selbstberuhigung und Selbstkontrolle zu unterstützen. Leitend ist das Konzept eines „heilsamen Kerns“ und daraus abgeleitet die Notwendigkeit der Unterstützung selbstregulativer Prozesse.

Der Fokus liegt auf Patienten, die schwere kindliche Traumatisierungen erlebt haben. Es existieren aber auch Modifikationen, so ein separates Manual für Kinder und Jugendliche (PITT-KID; Krüger & Reddemann, 2007). Der psychodynamische und ressourcenorientierte Ansatz der PITT beruht auf Janets (1889) Grundsatz der phasenorientierten Behandlung von Traumafolgestörungen (Kap. 1.3).

Phasenmodell

Das Phasenmodell besteht aus einer umfassenden Stabilisierung und Ich-Stärkung, einer anschließenden Traumabearbeitung, in der traumatische Erinnerungen unter geschützten Bedingungen wiederbelebt werden, sowie einer abschließenden Phase der Integration mit dem Ziel, die vergangenen Erlebnisse in die Biografie einzufügen. Dabei betont Reddemann (2011), dass es keine generelle Pflicht zur Stabilisierung gibt, sondern die diesbezügliche Indikation vor allem in der Behandlung instabiler Patienten besteht, d.h. bei ausreichender Stabilität kann auch nach kurzer Therapiedauer mit der zweiten Phase, der Traumakonfrontation begonnen werden (zur Kontroverse um die Notwendigkeit von Stabilisierung in der Traumatherapie siehe z.B. Neuner, 2008).

Die theoretische Ausgangsbasis für die PITT bilden zwei zentrale Konzepte: das *Konzept der Ego-State-Therapie* nach Watkins und Watkins (1997) und die *Theorie der Strukturellen Dissoziation* nach Nijenhuis, van der Hart und Steele (2004).

Ego State Therapie

Die Ego State Therapie ist für komplex Traumatisierte, insbesondere für Menschen mit ausgeprägter Dissoziation, ein wirksames Element traumatherapeutischer Interventionen. Watkins und Watkins (1997) gehen davon aus, dass Personen aus verschiedenen Ich-Anteilen (Ego States) bestehen. Je nachdem, in welchem Lebens- oder Erlebensfeld sie sich gerade befinden, sind sie in einem anderen „Zustand“. Die Stimmung ist jeweils eine andere, Gesichtsausdruck, Muskeltonus oder Körperhaltung unterscheiden sich. Ziel der Ego State Therapie ist es, die einzelnen Anteile durch Aufbau einer wertschätzenden Beziehung zu ihnen und durch eine Vernetzung untereinander zu integrieren. Bekannt geworden ist die Ego State Therapie vor allem durch die Arbeit mit „verletzten ‚kindlichen Anteilen‘“ bzw. die „Innere-Kind-Arbeit“ (Reddemann, 2011), in der es darum geht, aus der Erwachsenenperspektive einen empathischen, fürsorglichen Kontakt zu inneren Anteilen herzustellen, die sich aus früheren Erfahrungen, Gefühlen und Haltungen zusammensetzen. Dadurch wird es möglich, an emotionalen Erinnerungsspuren zu arbeiten, und sie bietet gleichzeitig ein Instrument zur Selbstberuhigung.

Konzept der Strukturellen Dissoziation

Das Konzept der Strukturellen Dissoziation ist ein Erklärungsmodell, das davon ausgeht, dass sich die Persönlichkeit eines Menschen aus unterschiedlichen angeborenen Handlungs- bzw. Aktionssystemen zusammensetzt. Diese sind dafür gedacht, die Anpassungsfähigkeit, die das Überleben in der Umwelt sichert, zu steuern. Kommt es zu anhaltender schwerer Traumatisierung in früher Kindheit, gelingt es den Systemen nicht, eine Integration komplexerer Bewältigungsstrategien zu erreichen. Es kommt zu einer strukturellen Aufteilung der Persönlichkeit, um das Überleben zu sichern und die Funktionsfähigkeit im Alltag zu erhalten. Dissoziation gestaltet sich in diesem Zusammenhang als Wechsel zwischen dem sogenannten emotionalen Persönlichkeitsanteil, der sich in der traumatischen Erinnerung und den damit einhergehenden Erfahrungen befindet und dem anscheinend normalen Persönlichkeitsanteil, der in der traumatischen Erinnerung fixiert ist und sich durch Abspaltung, emotionale Betäubung und eine teilweise oder komplette Amnesie äußert (ausführlich Spitzer, Wibisono & Freyberger, 2015). Der Fokus der Therapie nach dem Modell der Strukturellen Dissoziation liegt auf der Reduktion von Vermeidungsverhalten und der Förderung der Alltagsfunktionalität durch die Entwicklung adaptiver Verhaltensweisen.

Grundprinzipien der PITT

Die PITT ist ein Ansatz, dessen *Grundprinzipien* im dreiphasischen Verlauf der Traumatherapie, in imaginativen Stabilisierungstechniken, in der Einbeziehung von Kunst-, Gestaltungs-, Schreib- und Körpertherapie liegen. Sie hat ihren Schwerpunkt vor allem in der Ressourcen- und Resilienzorientierung. Letzteres beruht auf der Erkenntnis, dass Therapien dann besonders wirksam zu sein scheinen, wenn mit den Ressourcen der Patienten gearbeitet wird, und diese den Eindruck haben, dass sie sich die Erfolge der Therapie selbst zuschreiben können (Wampold et al., 2010). Es ist leicht nachvollziehbar, dass dies ein Gegenmittel gegen Ohnmachtserleben sein kann. Neue Erfahrungen der Stärke und der Selbstwirksamkeit sind nicht hoch genug einzuschätzen. Resilienzorientierung stellt sich in den letzten Jahren zunehmend als zentraler Faktor in der Behandlung allgemein und in der Psychotherapie von Menschen mit Traumafolgestörungen im Besonderen heraus (Boss, 2008).

Nach Reddemann sollte die Resilienzorientierung aber keinesfalls dafür missbraucht werden, dem Leiden aus dem Weg zu gehen und Patienten den Raum, den sie für ihr Leid brauchen, zu beschneiden. Auch dürfe die Frage nach der Resilienz nicht dafür missbraucht werden, Menschen abzuverlangen, dass sie sich mit sozialer Ungerechtigkeit und Gewalt „resilient“ abfinden sollen (Eichenberg & Reddemann, 2012). Vielmehr sollen eben auch die Stärken der Betroffenen wahrgenommen werden. In diesem Sinne wird bei der PITT davon ausgegangen, dass traumatisierten Menschen trotz großer Beschädigungen selbstregulative Kräfte zur Verfügung stehen. Im Vordergrund stehen somit die Entwicklung und Nutzung von Techniken zur Selbstfürsorge, Selbstberuhigung und Selbsttröstung (Wöller, 2006). Dazu gehören u. a. imaginative Verfahren, mithilfe derer es gelingen kann, den Schreckensbildern der traumatischen Erfahrung kontrollierte, gute Imaginationen entgegenzusetzen und eine gute innere Welt zu erschaffen. Beispiele hierfür sind die in der Traumatherapie insgesamt bekannten Übungen wie z. B. der „Sichere Ort“, die „Inneren Helfer“ oder auch die „Tresor-Übung“ (Kap. 3.2 und Reddemann, 2011; Fischer, 2003). Wichtig ist, dass Betroffenen bei der Auswahl der Übungen größtmögliche Wahlfreiheit gelassen wird, um ihnen auch dadurch ein Gefühl von Selbstbestimmtheit und Kontrolle zu geben, was durch die traumatischen Erfahrungen in der Regel verloren ging.

5.3 Verfahren der Verhaltenstherapie

Die klassische Verhaltenstherapie wendet vor allem Verfahren der Expositionstherapie und der Desensibilisierung bzw. Dekonditionierung an. Seit der sog. kognitiven Wende in den 1960er Jahren ergänzen kognitive Verfahren die Behandlungstechnik.

PTBS-Therapie nach Scrignar

Als Beispiel für ein klassisches verhaltenstherapeutisches Vorgehen zur Behandlung von PTBS-Symptomen soll das von Scrignar (1988) exemplarisch beschrieben werden. Die Rationale der Behandlung beruht auf der Annahme, dass die PTBS-Symptomatik weitgehend erlernt und konditioniert ist. Umlernen und Dekonditionierung bilden also den zentralen therapeutischen Ansatzpunkt.

Das PTBS-Programm nach Scrignar beinhaltet:

1. Erklärung und Erziehung
2. Entspannungstraining
3. kognitive Restrukturierung
4. Medikation
5. systematische Desensibilisierung
6. Familienbesprechungen
7. Selbstbehauptungstraining
8. Problemlösungstraining
9. Körpertraining und Ernährung
10. Arbeit- und Freizeitaktivitäten

Das Behandlungsprogramm geht davon aus, dass sich zwischen traumatischen Umgebungsfaktoren, den Gefühlsreaktionen, Körperempfindungen und Stimmungslagen sowie Gedanken, Vorstellungen und Erinnerungsbildern ein dysfunktionaler Rückkopplungskreis bildet, den es durch therapeutische Maßnahmen zu unterbrechen gilt.

Spiraleffekt

Mit diesem Ansatz beschreibt Scrignar jenes Phänomen, das andere Autoren (wie z. B. Wilson, 1989) als *Gefangensein in der Traumafalle* bezeichnet haben. Der Ausweg daraus besteht darin, diesen Spiraleffekt durch eine Reihe therapeutischer Maßnahmen zu unterbrechen.

Phase 1. Zunächst sind psychoedukative Maßnahmen bestimmend, bei denen der Patient entsprechend der allgemeinen Regeln der Traumatherapie über die Symptomatik von PTBS und den Spiraleffekt aufgeklärt wird. Der Therapeut erklärt dem Patienten zudem, dass fortbestehende Angst als eine konditionierte Reaktion zu verstehen sei und die bei PTBS vorhandene allgemeine Übererregung auf den Erregungszustand des autonomen Nervensystems zurückgeht. Die therapeutische Arbeit besteht auch darin, die Erwartungen an die Therapie abzumildern, indem mitgeteilt wird, dass die Folgen eines schweren Traumas nicht völlig rückgängig zu machen sind.

Entspannungsverfahren

Alle wichtigen Entspannungstechniken dienen dazu, den physiologischen Erregungszustand des autonomen Nervensystems zu senken, so die progressive Muskelentspannung nach Jacobson (2011) in Verbindung mit Hypnotherapie, die verwendet wird, um die Entspannung zu vertiefen und die Voraussetzung für die folgenden Praktiken der Autosuggestion und kognitiven Restrukturierung zu schaffen. Auch beruhigende Medikamente können verabreicht werden (Kap. 5.8).

Phase 2. Im zweiten Therapieabschnitt sind folgende Maßnahmen vorgesehen: Systematische Desensibilisierung, Familienkonferenzen, Selbstbehauptungstraining, Problemlösungstraining, körperliche Übungen und Maßnahmen der Ernährung, Durchgestaltung von Arbeits- und Freizeitaktivitäten, Selbstüberprüfung des Therapieerfolgs und schließlich die Beendigungsphase.

Insgesamt behandelte Scrignar vor allem schwere, chronifizierte PTBS-Verläufe. Bei dieser Gruppe führt sein Programm zu einer erheblichen Symptomreduzierung.

Kognitive Verhaltenstherapie

Ziele

Kognitiv-behaviorale Therapieprogramme haben zum Ziel, einen autonomeren Umgang mit trauma-induzierten Veränderungen zu unterstützen und die Entscheidungs- bzw. Handlungskompetenz der Betroffenen zu erhöhen bzw. wiederzuerlangen. Sie integrieren auf lerntheoretischer Grundlage verschiedene therapeutische Vorgehensweisen mit dem Schwerpunkt einer Behandlung von vermeidenden und angstbetonten Verhaltensmustern sowie kognitiver Umstrukturierung. Zusätzlich zielen verschiedene Expositionstechniken (z.B. Reizkonfrontation in vivo, d.h. an realen Plätzen, oder in sensu, d.h. in der

Vorstellung) darauf ab, eine psychische und körperliche Adaptation an das traumatische Erleben und Wiedererleben zu ermöglichen. Hauptindikation ist unangemessenes Vermeidungsverhalten (Foa, Steketee & Rothbaum, 1989).

Kognitive Techniken verfolgen eine Neubewertung traumaabhängiger dysfunktionaler Kognitionen der Selbst- und Fremdwahrnehmung (Ehlers & Clark, 2000). Weitere kognitive Therapiemethoden und -programme zielen auf PTBS-bezogene veränderte Selbst-, Fremd- und Weltkonzepte ab (Resick & Schnicke, 1993).

Konfrontationstechniken

Konkrete Beispiele für Konfrontationstechniken sind die systematische Desensibilisierung (SD, Wolpe, 1958) und die langdauernde Konfrontation, Prolonged Exposure (PE, Rothbaum & Foa, 1997).

Die SD koppelt den traumatischen Reiz mit z.B. einer Entspannungsübung, um so eine Habituation an die belastenden Erinnerungen zu erreichen.

In der PE finden neun Einzelsitzungen von jeweils 90-minütiger Dauer statt. Ab der dritten Sitzung gehen die Patienten die erschreckenden Stimuli in wörtlicher Rede durch, bis die Angstreaktion nachlässt.

Beide Techniken sind weitgehend manualisiert und an einer Ätiologie des Traumas ausgerichtet. Eine Adaptation für chronifizierte psychotraumatische Störungen, einschließlich psychotraumatisch bedingter Persönlichkeitsstörungen, liegt bislang nicht vor, sodass sich die Techniken im Wesentlichen für Akuttraumata und mittelfristige traumatische Prozesse eignen.

Evaluation der Konfrontationstechniken

Für diese Konfrontationstechniken liegen Evaluationsstudien auf mehreren Gebieten der Speziellen Psychotraumatologie vor (Heiland & Maercker, 2000; Rothbaum et al., 2000). Die Adaptation an verschiedene Settings, wie stationär vs. ambulant, Paar-, Familien- und Gruppentherapie ist ebenso vorhanden. Somit können SD und PE als wirksame Techniken für akute bis mittelfristige Traumatisierung bezeichnet werden. Bei der Indikation für eine PE bleibt fraglich, wann ein Patient als hinreichend stabil betrachtet werden kann, um die Traumakonfrontation durchzustehen, ohne erneut Schaden zu nehmen. Insgesamt sind kognitiv-behaviorale Traumatherapien breit und eindeutig in ihrer Wirksamkeit nachgewiesen (Bisson & Andrew, 2007). Allerdings gibt es auch Studien, die die Wirksamkeit von Exposition auf die posttraumatische Symptomatik testeten (Cooper & Clum, 1989) und zwar eine Verbesserung intrusiver Symptome zeigen konnten, allerdings mit der „Nebenwirkung“ der Zunahme von Ängstlichkeit und Depressivität sowie zum Teil hohen Abbruchquoten.

Insgesamt sehen auch die aktuellen S3-Leitlinien zur Posttraumatischen Belastungsstörung (Flatten et al., 2011) eine ausreichende Stabilisierung als absolute Voraussetzung für Traumakonfrontation vor. Daneben darf bei man-made-Desastern kein Täterkontakt mit Traumatisierungsrisiko bestehen. Als weitere absolute Kontraindikationen werden akutes psychotisches Erleben und akute Suizidalität benannt, als relative Kontraindikationen mangelnde Affekttoleranz, anhaltende schwere Dissoziationsneigung, unkontrolliert autoagressives Verhalten, mangelnde Distanzierungsfähigkeit zum traumatischen Ereignis sowie hohe akute psychosoziale und körperliche Belastung.

Konsensuell ist, dass unabhängig von bestimmten therapeutischen Schulen immer traumaadaptierte Behandlungsmethoden eingesetzt werden sollen (Flatten et al., 2011). Das heißt, dass die Anwendung nicht-traumaadaptierter kognitiv-behavioraler oder psychodynamischer Techniken (z.B. unmodifiziertes psychoanalytisches Verfahren, unkontrollierbare Reizüberflutung, unkontrollierte regressionsfördernde Therapien) obsolet ist.

5.4 Eye Movement Desensitization and Reprocessing (EMDR)

Eye Movement Desensitization and Reprocessing (EMDR) wurde in den 1990er Jahren von der US-amerikanischen Forscherin Francine Shapiro entwickelt und nimmt unter den traumatherapeutischen Verfahren eine Sonderstellung ein.

hirnphysiologische Aktivierung

Neben der Verwendung verhaltenstherapeutischer und tiefenpsychologischer Elemente kommt die Aktivierung eines hirn-physiologischen Reflexes zur Anwendung (Hofmann, 2014). Dabei werden die rechte und linke Hälfte (Hemisphären) des Großhirns wechselseitig stimuliert und dadurch Verarbeitungsnetzwerke im Gehirn aktiviert. Dies kann auf verschiedene Weise geschehen. Meist bewegt der Therapeut eine seiner Hände vor den Augen des Patienten rhythmisch nach rechts und links und lässt ihn mit den Blicken folgen (Abb. 5.1). Alternativ können auch abwechselnde Klopfbewegungen seitens des Therapeuten oder des Patienten selbst auf die Oberschenkel des Patienten, Berührungs-Stimulationen durch Summer, die in den Handflächen gehalten werden (Abb. 5.2) oder akustische Reize durch wechselseitige Klickgeräusche oder Musikeinspielungen verwendet werden.

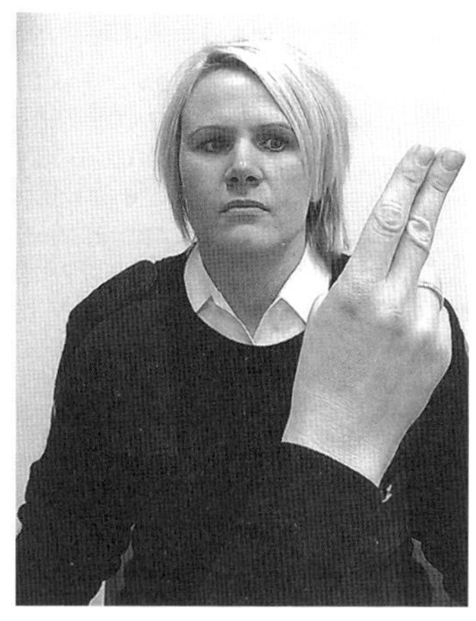

Abb. 5.1: Blickbewegungen bei der EMDR-Technik

Diese Stimulationen werden vorbereitet durch eine detaillierte Besprechung der traumatischen Situationen, wobei die belastendsten Erinnerungsbestandteile mit dazugehörigen Bewertungen, Gefühlen und Körpersymptomen im Fokus stehen. Die Emotionen werden auf einer zehnstufigen Skala quantifiziert („SUD – Subjective Units of Disturbance") und im Verlauf immer wieder abgefragt.

Im Anschluss erfolgt dann die Bearbeitung (Prozessierung) des besprochenen Erinnerungs-Komplexes mit den o.g. Bewegungen oder Tastreizen, bei denen der Therapeut durch regelmäßige kurze stützende Interventionen präsent bleibt und z.T. auch Anregungen gibt („kognitives Einweben"). Im Idealfall kommt es im Verlauf zu einer heilsamen Veränderung der Erinnerungen (Transformation), die für den Patienten zum Beispiel dadurch spürbar wird, dass er ausgewogenere Bewertungen findet („Ich bin jetzt nicht mehr bedroht, ich bin in Sicherheit" oder „Ich habe nicht versagt, ich habe mein Möglichstes getan") und sich die dazugehörigen Gefühle wandeln (weniger Angst, Wut, Trauer etc.).

EMDR gehört inzwischen zu den am besten untersuchten psychotherapeutischen Verfahren mit überzeugenden Wirksamkeitsnachweisen (AWMF-Leitlinie PTBS, 2012).

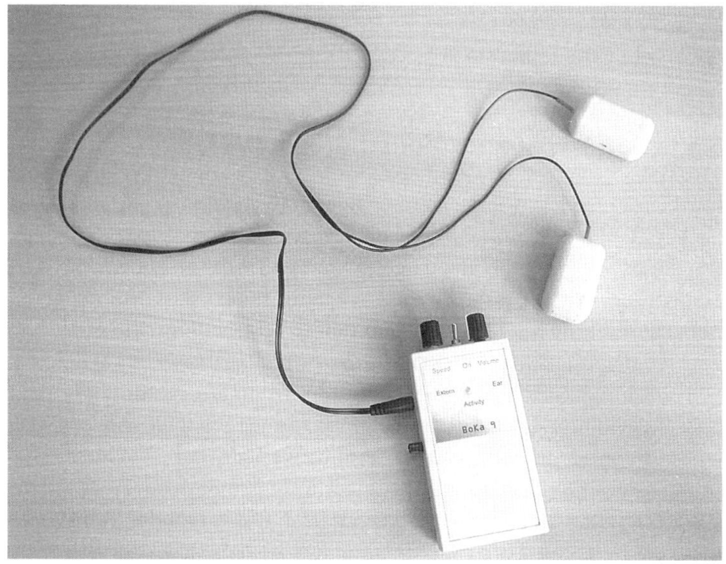

Abb. 5.2: Stimulationsgerät für wechselseitige Tastreize bei EMDR (www.emdrgeraete.de)

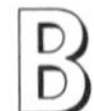

Verlauf einer EMDR-Sitzung (verkürzte Wiedergabe)

Ein 38-jähriger Angestellter begibt sich nach einem Verkehrsunfall in Psychotherapie. Er kam als Ersthelfer zu einem frontalen Aufprall zweier Pkw hinzu und musste zwei verstorbene Insassen aus den Autos bergen. Diese wiesen schwere Verletzungen auf. Seitdem hatte er von diesen Bildern immer wieder Albträume und erinnerte sich auch tagsüber sehr plastisch daran, zum Beispiel wenn er Autos einer bestimmten Marke sah.

In der EMDR-Sitzung entschied er sich, als schlimmstes Bild den Moment zu bearbeiten, als er einen der Verstorbenen vor sich auf der Straße liegen sah und realisierte, dass er diesem nicht mehr helfen konnte. Seine Bewertung dazu war: „Ich habe versagt, ich hätte noch mehr tun können, zum Beispiel eine Wiederbelebung". Die dazugehörigen Gefühle waren Schuld und Wut auf sich selbst, diese setzte er zum Beginn in ihrer Stärke mit einer neun an. Er hatte dazu als Körpergefühl ein Kribbeln im Bauch und Druck auf der Brust. Sein zu diesem Zeitpunkt noch wenig zugänglicher Wunschgedanke war: „Ich habe getan, was ich konnte".

In mehreren Durchgängen von jeweils circa 60 Augenbewegungen erlebte er zunächst das gesamte Unfallgeschehen deutlich plastischer, es kam als Gefühl noch Angst dazu und die Bilder wurden erheblich detaillierter. Körperlich entstanden eine starke Übelkeit und ein Ekelgefühl. Im weiteren Verlauf verschwanden diese Gefühle wieder und mehr und mehr erinnerte er auch Fragmente, die ihm bei der Verarbeitung halfen. So hatte er die Unfallstelle abgesichert, den Rettungsdienst alarmiert und hinterher auch die überlebenden Angehörigen betreut. Er konnte dadurch erkennen, dass er zwar die bereits verstorbenen Personen nicht retten konnte, trotzdem aber sehr positiv reagiert und Schlimmeres verhindert hatte. Dadurch sank die Belastung durch Schuldgefühle auf null und das negative Körpergefühl verschwand. Drei Monate nach der Sitzung war das Ergebnis weiterhin stabil positiv.

5.5 Narrative Expositionstherapie (NET)

Der Narrativen Expositionstherapie liegt die Vorstellung zugrunde, dass die Verarbeitung eines traumatischen Stressors wesentlich davon abhängt, wie dieses Ereignis individuell interpretiert und in die innere Wirklichkeit eingeordnet wird. Dieser Prozess wiederum wird stark von früheren Lebenserfahrungen, Traumata und deren Verarbeitung wie auch von dem lebensgeschichtlichen Umfeld des aktuellen Traumas beeinflusst.

Im Rahmen der Chronifizierung von Traumafolgestörungen geht dem Individuum dieser biografische Bezug nicht selten verloren, das heißt, die Zusammenhänge mit einem „Vorher" und „Nachher" verschwimmen. Damit wird die Traumaerfahrung und deren Bedrohlichkeit isoliert und bleibt präsent, sie wird bestimmend für das Selbst- und Umwelterleben und die Emotionalität des Betroffenen.

lebensgeschichtliche Zusammenhänge

In der Narrativen Expositionstherapie wird daran gearbeitet, den verloren gegangenen lebensgeschichtlichen Zusammenhang wiederherzustellen (Schauer, Neuner & Elbert, 2011). Dazu wird gemeinsam mit einem empathisch verstehenden, aktiv zuhörenden Therapeuten eine biografische Lebenslinie erarbeitet, in die das traumatische Ereignis eingebettet und dadurch verstehbarer wird. Dazu gehört auch die Erinnerung an positive fürsorgliche, psychosozial bereichernde Ereignisse, die dem Trauma benachbart waren.

Dadurch werden Verarbeitungsnetzwerke und Ressourcen aktiviert und bekommen eine heilsame Wirkung. Besonders wichtig zur Förderung dieses Prozesses ist, dass der Therapeut ein etwaiges Vermeidungsverhalten des Patienten begrenzt (ihn z.B. ermuntert, unangenehme Verbindungen von Erinnerungsbestandteilen nicht für sich zu akzeptieren) und den vollständigen Informationsgehalt des Geschehens wiederherzustellen.

5.6 Trauma und Spiritualität

Im Rahmen der Verarbeitung psychischer Traumatisierungen kann Spiritualität eine wesentliche Rolle spielen. Spiritualität ist ein viel gebrauchter und kontrovers diskutierter Begriff, zu dem es bis heute keine einheitliche Definition gibt.

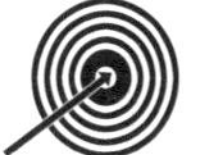

Unter **Spiritualität** versteht man häufig ein transzendentes Selbst- und Weltverständnis, das ein Gefühl der Verbundenheit und Beziehung beinhaltet. Diese Verbundenheit kann sich sowohl auf die sinnlich erfahrbare Umgebung beziehen, wie beispielsweise soziale Kontakte oder die Natur (horizontale Perspektive) als auch auf die Beziehung zu einem höheren Wesen wie Gott (vertikale Perspektive). Spiritualität kommt unter dem letzteren Blickwinkel der Religiosität sehr nahe (Bucher, 2007; Wirtz, 2003).

Im Kontext von Spiritualität kann eine traumatische Erfahrung charakterisiert werden als ein Herausfallen aus Raum und Zeit, als ein Sinn- und Werteverlust, als ein Auseinanderbrechen der bisherigen Sichtweisen der Welt (Bucher, 2007; Wirtz, 2003).

Spiritualität kann einen derartigen Prozess positiv und heilsam beeinflussen. Sie kann zu einer Selbstberuhigung und inneren Sammlung beitragen, kann den Glauben an einen Sinn im Leben stärken und damit auch einen Prozess der Sinngebung für das Trauma fördern. Durch spirituelle Techniken wie Gebet und Meditation können Ressourcen gestärkt werden.

Umgang mit existenziellen Fragen

Trauma bedeutet Ohnmacht, Ausgeliefert-Sein, Fremdheit. Spiritualität setzt Handlungsmöglichkeiten und ein Gefühl der Eingebundenheit in übergreifende Zusammenhänge dagegen. Angesichts dieser Bedeutungsdimension in der Psychotraumatologie müssen Traumatherapeuten damit rechnen, dass existenzielle Fragen bei ihren Patienten bedeutungsvoll werden und im therapeutischen Setting angesprochen werden. Daher sollten sie sich auf derartige Thematiken vorbereiten, um nicht in einer entsprechenden Situation hilflos oder erschrocken zu reagieren. Im Idealfall hat sich der Therapeut im Rahmen seiner Selbsterfahrung auch mit seiner eigenen Spiritualität auseinandergesetzt und kann aus seinem Erfahrungsschatz authentisch antworten. Es bildet sich dann vor dem Hintergrund existenzieller Fragen eine besonders vertraute Beziehung zwischen Therapeut und Patient.

Die Anregung von Gedanken zur Spiritualität bei einem Patienten stellt eine besondere therapeutische Herausforderung dar, die die üblichen Verfahrensweisen der Traumatherapie in der Regel übersteigt. Körpertherapeutische Techniken können einen ersten Einstieg in die Thematik ermöglichen, indem sie ein verbessertes Gefühl der Einheit zwischen Körper und Geist vermitteln. Dieses kann dann auf ein umfassenderes Gefühl der Verbundenheit mit höheren Werten übertragen werden. Mögliche Varianten wären zum Beispiel Meditation, die TRE-Technik (Tension Relaxation Exercises), Yoga oder Qigong.

Ebenfalls als förderlich können sich kreative Verfahren erweisen. Dazu gehören beispielsweise Musiktherapie, aber auch Ergotherapie oder Kunsttherapie.

Auch imaginative Übungen können sich für erste spirituelle Erfahrungen anbieten, exemplarisch sei die Baumübung erwähnt (Reddemann, 2001).

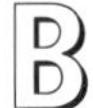

Baumübung

Stellen Sie sich zunächst eine Landschaft vor, in der Sie sich wohlfühlen und wo Sie sich gerne aufhalten. Das kann eine erfundene Landschaft sein, es muss keine real existierende sein. Und stellen Sie sich irgendwo in dieser Landschaft einen Baum vor, zu dem Sie gerne hingehen möchten, der Sie vielleicht sogar anzieht. Und Sie stellen sich vor, dass Sie zu diesem Baum gehen und Kontakt mit ihm aufnehmen. Indem Sie ihn vielleicht berühren oder ihn sich anschauen. Nehmen Sie seinen Stamm wahr, nehmen Sie den Geruch auf. Nehmen Sie dann wahr, wie der Stamm sich verzweigt und die Blätter.

Das alles registrieren Sie zunächst und nehmen Kontakt mit diesem Baum auf. Und wenn es für Sie möglich ist, dann können Sie sich vorstellen, dass Sie sich an den Baum lehnen und ihn wirklich spüren. Und wenn Ihnen die Vorstellung angenehm ist, dann können Sie sich vorstellen, dass

Sie eins werden mit dem Baum. Und dann können Sie als Baum erleben, was es heißt, Wurzeln zu haben, die sich in der Erde verzweigen, und von dort Nahrung in sich aufzunehmen. Erleben Sie, Blätter zu haben, die das Sonnenlicht aufnehmen und umwandeln können. Wenn Sie nicht mit dem Baum verschmelzen wollen, dann betrachten Sie ihn einfach. Beschäftigen Sie sich damit, was es wohl für den Baum bedeutet, Wurzeln zu haben und Blätter, die das Sonnenlicht aufnehmen.

Und dann beschäftigen Sie sich mit der Frage, womit Sie jetzt genährt werden möchten, versorgt werden möchten. Ist das körperliche Nahrung, Gefühlsnahrung, Nahrung für den Geist, Ihr spirituelles Sein? Benennen Sie das so genau, wie es Ihnen möglich ist. Und wenn Sie eins sind mit dem Baum, dann stellen Sie sich vor, dass Sie von der Erde und von der Sonne diese gewünschte Nahrung erhalten. Und wenn Sie nicht mit dem Baum verschmolzen sind, können Sie sich trotzdem vorstellen, was es bedeutet, von der Sonne und von der Erde Nahrung zu bekommen, denn das ist auch bei uns Menschen so. Erlauben Sie sich die Erfahrung, dass diese Nahrung jetzt zu Ihnen kommt, von der Erde und von der Sonne. Und spüren Sie dann, wie es ist, was Sie von der Sonne und der Erde bekommen, wie es sich in Ihnen verbindet. Und dass Sie dadurch wachsen.

Und dann lösen Sie sich wieder von Ihrem Baum. Und Sie können sich vornehmen, wenn Sie wollen, dass Sie so oft zu ihrem Baum zurückkehren, um mit seiner Hilfe zu erfahren, dass Sie mit allem, was Sie gerne hätten, genährt werden können. Sie können, wenn Sie möchten, ihm versprechen, dass Sie wiederkommen werden. Verabschieden Sie sich von ihm und bedanken Sie sich bei ihm für seine Unterstützung.

Einen ähnlichen spirituellen Bezug können auch Geschichten, Märchen und Mythen herstellen. Diese stehen eng mit umfassend gültigen Wert- und Normsystemen eines kulturellen Raumes in Verbindung und eignen sich daher für eine Verbesserung des genannten Verbundenheitsgefühls (ein Beispiel findet sich in Kap. 4.2).

Insbesondere stationäre Behandlungssettings eignen sich für die Integration spiritueller Aspekte in einen Gesamtbehandlungsplan, da hier die Möglichkeit besteht, interdisziplinär zu arbeiten. So können Geistliche (aller religiösen Richtungen, je nach Zielgruppe) zu einer das therapeutische Setting ergänzenden Etablierung spiritueller Angebote eingeladen werden. Patienten berichten immer wieder von einem Gefühl der Geborgenheit, wenn ein derartiger Rahmen besteht. In speziellen therapeutischen Konstellationen können weitere Elemente wirksam werden. So kann das Führen eines Beichtgespräches bei religiös veranlagten Menschen in einigen Fällen dabei hilfreich sein, Schuldgefühle nach einer Traumatisierung abzumildern. Hier spielen dann Begriffe wie Verzeihen oder Vergebung eine zentrale Rolle. Zu beachten ist aber, dass diese Optionen nur dann zur Anwendung kommen, wenn bei den Patienten eine grundsätzliche Offenheit besteht.

Umgang mit Wertorientierungen, Schuld und Scham in der Traumatherapie

In der 5. Revision des Diagnostic and Statistical Manual der American Psychiatric Association (DSM-5; APA, 2013) wurden erstmals negative trauma-assoziierte Emotionen wie Angst, Ärger, Schuld und Scham als diagnostische Kriterien der Posttraumatischen Belastungsstörung aufgenommen.

Schuld und Scham bezeichnen unterschiedliche Reaktionsweisen, die spezifische Folgen für die Symptombildung haben können.

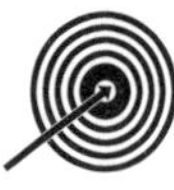

Schuld tritt situationsbezogen auf („Ich habe falsch gehandelt"). Sie führt im Gegensatz zu Scham weniger zu selbst-zerstörenden (auto-destruktiven) Tendenzen, sondern kann sogar konstruktive Heilungsprozesse fördern, zum Beispiel in Form von Bestrebungen nach einer Wiedergutmachung, etwa durch soziales Engagement.

Demgegenüber geht mit **Scham** eine negative Bewertung und Einstellung zur eigenen Persönlichkeit, zum Selbst, einher, weitgehend losgelöst von der konkreten Auslösesituation („Ich bin ein schlechter Mensch") (Tracy & Matsumoto, 2008).

Nach der kognitiven Theorie der Posttraumatischen Belastungsstörung von Ehlers und Clark (2000) resultieren persistierende Symptome nach Einwirkung einer traumatischen Situation aus dem Erleben einer fortgesetzten Bedrohung. Im Fall von Scham bestünde diese Bedrohung in einer Infragestellung des Selbst-Konzeptes und der persönlichen Integrität, die dann in Gefühlen von Unterlegenheit, Machtlosigkeit und mangelnder sozialer Attraktivität münden.

Scham kann sich intra- oder interpersonell äußern.

Intrapersonelle Scham wird durch die Einschätzung des traumatisierten Menschen verursacht, den eigenen Wertvorstellungen nicht gerecht geworden zu sein. Dies zieht entsprechende auf sich selbst bezogene negative Bewertungen nach sich („Ich bin ein Versager!"). Interpersonelle Scham führt darüber hinaus zu der Befürchtung einer Ablehnung durch das soziale Umfeld und die Gesellschaft. Sie kann Rückzugstendenzen begünstigen, zum Beispiel auch in der Paarbeziehung, und so wichtige soziale Ressourcen blockieren („Ich bin es nicht wert, dass man sich mit mir beschäftigt.") (Troop & Hiskey, 2013).

Verschiedene Autoren haben betont, dass Ärger und Aggressivität im posttraumatischen Verarbeitungsprozess eng mit dem Phänomen Scham verknüpft sind und sich im Verlauf auch gegen sich selbst wenden können. Sie können dann z.B. mit Suchtverhalten, Depression, Isolation und letztendlich Suizidalität einhergehen (Elison et al., 2006; Violanti et al., 2015).

Darüber hinaus scheinen auch persönliche Wertorientierungen einen Einfluss auf die Symptomatik nach einer Traumatisierung zu haben.

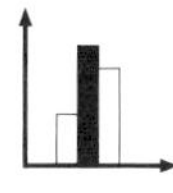

Hedonismus, Tradition und Universalismus waren in einer militärischen Stichprobe von 117 Soldaten nach einem Auslandseinsatz in Afghanistan signifikant mit dem Schweregrad und der Häufigkeit einer Posttraumatischen Belastungsstörung (gemessen in der Posttraumatic Stress Diagnostic Scale (PDS)) assoziiert. Es wurden dabei Anhaltspunkte gefunden, dass Tradition (Wertschätzung traditioneller gesellschaftlicher Normen) und Universalismus (Ausrichtung an den Bedürfnissen des gesellschaftlichen und sozialen Umfeldes) zu einer höheren psychischen Beteiligung und Mitreaktion an Belastungen/Verletzungen von Kameraden bzw. der Zivilbevölkerung vor Ort beitragen und eine stärkere Symptomatik begünstigen. Demgegenüber geht Hedonismus mit einer Ausrichtung an eigenen Bedürfnissen einher und fördert damit offenbar eine stärkere innere Abgrenzung und einen geringeren psychischen Symptomdruck (Zimmermann et al., 2014).

Posttraumatisches Wachstum

Ein mit Wertorientierungen verwandter Prozess ist das Posttraumatische Wachstum („Posttraumatic Growth“) nach Tedeschi und Calhoun (2004). Dabei werden die traumatischen Erfahrungen positiv transformiert und führen zu einer Reifung der Persönlichkeit. Dadurch kommt es unter anderem zu einer intensiveren Wertschätzung des Lebens, der persönlichen Beziehungen und des spirituellen Bewusstseins, sowie auch zu einer Bewusstwerdung eigener Stärken und der Entdeckung von neuen Möglichkeiten.

Demgegenüber stellen der Kohärenzsinn nach Antonovski und das „Hardiness“-Konstrukt eher stabile, wenig wandelbare Persönlichkeitseigenschaften dar, die dann die Traumaverarbeitung beeinflussen. Beide wirken eher protektiv auf die Traumaverarbeitung und den Prozess der Krankheitsentstehung.

Kohärenzsinn

Der Kohärenzsinn (Antonovsky, 1997) ist gekennzeichnet durch:

- Die Fähigkeit, dass man Zusammenhänge des Lebens versteht. Das Prinzip der Verstehbarkeit.
- Die Überzeugung, dass man das eigene Leben gestalten kann. Das Prinzip der Handhabbarkeit.
- Der Glaube, dass das Leben einen Sinn hat. Das Prinzip der Sinnhaftigkeit.

Hardiness

Demgegenüber lässt sich Hardiness durch eine innere Verpflichtung charakterisieren (sich für Aktivitäten im Leben verantwortlich fühlen), durch ein Bestreben nach Kontrolle (die Überzeugung, einen

Einfluss auf eigene Erfahrungen zu haben) und Herausforderung (Veränderungen werden als Chancen für weitere Entwicklungen gesehen). Es konnten auch hier positive Auswirkungen auf die psychische Gesundheit nach Extrembelastungen gefunden werden (Dolan & Adler, 2006).

Therapeutische Ansätze

Die Erkenntnisse zu Schuld und Scham sowie zu Wertorientierungen haben zu einer Integration der Thematik in verschiedene traumatherapeutische Behandlungsverfahren, aber auch zu einer Entwicklung eigener Behandlungsmodule geführt.

Bei der Prolonged Exposure Therapie werden beispielsweise Schuld und Scham im Rahmen von gedanklichen Umbewertungsprozessen nach der Expositionsphase (Kap. 5.3) thematisiert.

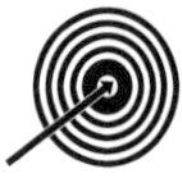

In den amerikanischen Streitkräften ist die **Adaptive Disclosure Therapie** entwickelt worden, bei der mithilfe von erdachten (imaginierten) moralischen Autoritäten moralische Konflikte und ihre Folgen, wie Schuld und Scham, diskutiert und entlastet werden.

Dabei wird mit dem Therapeuten intensiv beschreibend über eine solche moralische Autorität gesprochen (Wie sieht er/sie aus? Wie spricht er, bewegt sich, ist er/sie gekleidet? etc.) und diese dadurch spürbar und in der Vorstellungskraft erlebbar gemacht. Dies kann eine real existierende Person aus der Vergangenheit oder Gegenwart des Patienten, wahlweise auch eine Fantasiegestalt sein. Mit dieser Person wird in der Vorstellung ein Dialog geführt und die ethische Dilemma-Situation besprochen. Die dann erlebten (meist wohlwollenden und entlastenden) Antworten entsprechen im Regelfall schützenden und konstruktiven Persönlichkeitsanteilen des Patienten selbst, die dadurch aktiviert werden (Steenkamp et al., 2011).

Bundeswehr-Programm „Moral Day"

In der Bundeswehr werden Wertorientierungen und deren Veränderung durch Auslandseinsätze, moralische Verletzungen durch das Verhalten von Vorgesetzten oder durch eigenes Handeln sowie Gefühle von Schuld und Scham in einem strukturierten 8-stündigen Gruppensetting bearbeitet.

Dieses Programm „Moral Day" beginnt mit der Beschreibung von Wertorientierungen der Teilnehmer und deren Bedeutung und Auswirkung im Alltag sowie dem erlebten Wandel von Werten im Zusammenhang mit den Auslandseinsätzen. Im Anschluss folgen Erläuterungen zu den Konzepten von moralischen Verletzungen sowie Schuld und Scham anhand von Beispielsituationen, wobei zunächst auf das beobachtete Fehlverhalten anderer Personen (Vorgesetzte, Kameraden, Zivilbevölkerung) und anschließend auf eigene Handlungsweisen eingegangen wird. Da es dabei zu Triggerungen traumatischer Erinnerungen kommen kann, wird dieses therapeutische Element erst in fortgeschrittenen Stadien der Therapie angeboten. Begleitend werden Übungen zur Stärkung des Mitgefühls sowie zum Naturerleben mit den Teilnehmern durchgeführt. Eine spirituelle Begleitung durch einen Geistlichen ist fester Bestandteil des Konzeptes (Zimmermann et al., 2016). Dieser Behandlungsansatz wurde bislang bei anderen Einsatzkräften (Polizei, THW, Feuerwehr etc.) noch nicht angewandt, ist aber wahrscheinlich übertragbar.

Wertorientierungen und moralische Verletzungen in der Traumatherapie von Einsatzkräften – Module einer gruppentherapeutischen Behandlung

B

Modul 1 – Wertorientierungen

- Beschreibung und Stellenwert persönlicher Wertorientierungen im dienstlichen und privaten Umfeld
- Veränderung von Wertorientierungen durch Dienst-/Einsatzerfahrungen
- Positive und negative Folgen der Veränderung im Alltag
- Bewertung der Veränderungen und Abwägung etwaiger Neuorientierungen und Verhaltensänderungen
- Achtsamkeitsübung – Naturerleben als Stärkung wertebezogener Empfindungen

Modul 2 – Moralische Verfehlungen und Verletzungen durch andere Personen

- Welche moralischen Verfehlungen mit Verletzung eigener Wert- und Normvorstellungen durch Vorgesetzte, Kameraden oder die Bevölkerung im Einsatzland wurden beobachtet, ggfs. Besprechung an vorgegebenem Beispiel
- Differenzierung der Verletzungen: im Dienst/Einsatz und nach der Rückkehr
- Auswirkungen auf innere Einstellungen, berufliches Selbstbild, Emotionen und Körperreaktionen
- Umgang mit Zorn und Verzeihen (die autodestruktive Wirkung von Zorn wird besprochen)

Modul 3 – Eigene moralische Verletzungen und Verfehlungen

- Besprechung möglicher eigener moralischer Verfehlungen und der Folgen an einem vorgegebenen Beispiel
- Schwerpunktsetzung auf Schuldgefühle und Scham und die Folgen
- Bewältigungsmöglichkeiten, z. B. Wiedergutmachung oder imaginativer Dialog mit moralischer Autorität
- Mitgefühlsübung
- Beschreibung und Erklärung der Erfahrungen der drei Module im privaten und dienstlichen Umfeld

5.7 Komplementäre Verfahren

Insbesondere im Rahmen von stationären Behandlungssettings psychiatrisch-psychotherapeutischer Kliniken kommt eine Vielzahl von therapiebegleitenden (komplementären) Techniken zum Einsatz (Frommberger & Keller, 2007).

non-verbale Ausdrucksmöglichkeiten

Diesen liegen v. a. bewegungsbezogene, kreativ-künstlerische und auch alternativ-therapeutische Ansätze zugrunde. Gemeinsame Ziele sind die Herstellung eines nicht-sprachlichen (nonverbalen) Kontaktes zum Patienten und damit eine Verbesserung der Arbeitsbeziehung, die Schaffung weiterer Ausdrucksmöglichkeiten über die reine Sprachebene hinaus, aber auch eine direkte Einwirkung auf körperbezogene, stressverstärkende Mechanismen. Damit stellen sie eine wirksame Ergänzung einer trauma-konfrontativen Behandlung dar.

Dies ist in der Traumatherapie deshalb besonders sinnvoll, weil Traumaopfer nicht selten Defizite in der verbalen Ausdrucksfähigkeit aufweisen. Komplementäre Verfahren öffnen so auch den Weg zu visuell-kinetischen Erinnerungsschemata und können helfen, Vermeidungsverhalten zu vermindern (Foa, 2009).

Kreativ-künstlerische Verfahren

Ergotherapie und Kunsttherapie können den trauma-therapeutischen Behandlungsprozess an verschiedenen Stellen künstlerisch-darstellend unterstützen.

In der Stabilisierungsphase können Sicherheit bietende bildhafte (imaginative) Vorstellungen künstlerisch abgebildet werden, beispielsweise ein mit einem Sicherheitsgefühl verbundener „Sicherer Ort“ oder „Innere Helfer“ (Kap. 3.2). Dadurch kann die rein gedankliche Vorstellung intensiviert und ein stärkerer innerer Bezug hergestellt werden.

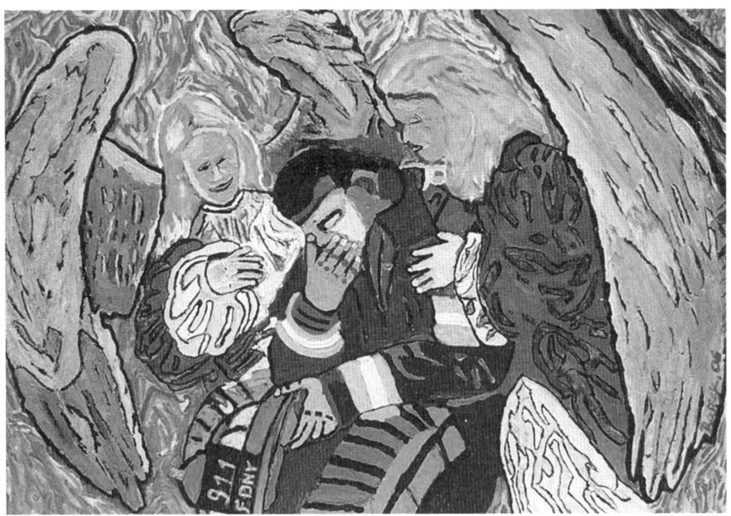

Abb. 5.3: Bildliche Vorstellung „Innerer Helfer" bei einem Feuerwehrmann

In der Trauma-Konfrontationsphase kann begleitend zu den Gesprächen die traumatogene Situation in einem Bild oder einer vergleichbaren Ausdrucksform symbolisch dargestellt werden. Die Konfrontation wird dadurch lebhafter und erfahrbarer.

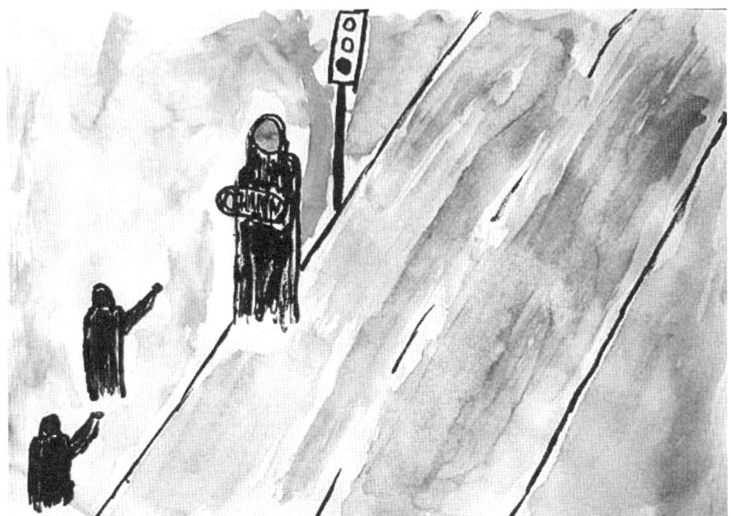

Abb. 5.4: Bildhafte Darstellung einer traumatischen Szene

In Abbildung 5.4 hält beispielsweise ein Traumatisierter seine Begegnung mit einer Mutter und ihrem verstorbenen, verunstalteten Säugling (sie hatte die Absicht, mit dem toten Kind im Arm um Geld zu betteln) während seiner beruflichen Tätigkeit als LKW-Fahrer in einem Balkanland zu Zeiten des Bürgerkriegs fest. Die auf dem Bild befindliche Ampel hinderte ihn am Weiterfahren, sodass ihm das tote Kind über einige Minuten durch die geöffnete Scheibe vor Augen gehalten wurde. Die Ampel wurde so zu einem Symbol der Hilflosigkeit und des Ausgeliefert-Seins. Das auf dem Bild gezeigte Grünsignal entsprach seinem dringenden Wunsch, endlich weiterzufahren.

Die Wirksamkeit kreativ-künstlerischer Verfahren ist bislang empirisch nur wenig abgesichert. Die meisten Untersuchungen beruhen auf Fallstudien. Dabei wurden u.a. Verbesserungen von traumabezogener Symptomatik, emotionaler Kontrolle und Ausdrucksfähigkeit, interpersonellen Beziehungen, Angst, Depression, Schlafstörungen und Dissoziation beschrieben (Foa, 2009).

Körperorientierte und alternativ-therapeutische Verfahren

Körperorientierte und alternativ-therapeutische Ansätze werden in der Psychotraumatologie, ähnlich den kreativ-künstlerischen Verfahren, meist komplementär in einem Gesamtbehandlungsplan angewandt.

Zu den zahlreichen gebräuchlichen Techniken gehören unter anderem sportliche Aktivität, Yoga, Qigong, Meditation, Tension Relaxation Exercises (TRE), Klopftechniken, Akupunktur und Akupressur (weiterentwickelt z.B. in der sog. Myoreflextherapie nach Mosetter & Mosetter, www.myoreflex.de) und Achtsamkeitstraining.

Sie wurden in zahlreichen Studien auf ihre Wirksamkeit untersucht (Kim et al., 2014; Rosenbaum et al., 2015). Darin zeigten sich Verbesserungen traumabezogener Symptomatik, aber auch von Angst, Depression, Ärger, Selbstwertgefühl, Stress- und Schmerztoleranz sowie Entspannungsfähigkeit.

5.8 Medikamentöse Unterstützung des therapeutischen Prozesses

Das entscheidende Element in der Behandlung Posttraumatischer Belastungsstörungen ist die Psychotherapie.

Dennoch können gerade zu Beginn der Therapie Psychopharmaka eine sinnvolle Unterstützung und Ergänzung darstellen und bestimmte Symptomanteile zügig und spürbar verbessern (Katzman et al., 2014).

Dadurch können die Patienten nach oft jahrelanger Chronifizierung wieder erste Besserungen wahrnehmen und für den weiteren Verlauf Zuversicht und Motivation entwickeln. Allerdings beschränkt sich die Wirkdauer einer Medikation, wenn keine weiteren Maßnahmen parallel erfolgen, nur auf den Zeitraum der Einnahme.

Die Auswahl einer geeigneten Substanz sollte nach dem gewünschten Zielsymptom erfolgen, wobei die gebräuchlichen Pharmaka in der Regel mehrere Symptomcluster posttraumatischer Erkrankungen abdecken. Beispielsweise können sedierende (beruhigende, Müdigkeit erzeugende) Substanzen sinnvoll sein, wenn der Patient unter Schlafstörungen leidet.

Da eine Medikation in der Regel über mehrere Monate, in Einzelfällen sogar Jahre gegeben werden sollte, sind möglichst nebenwirkungsarme Wirkstoffe zu bevorzugen. Außerdem sollte der Patient noch vor der ersten Einnahme gründlich aufgeklärt und am Entscheidungsprozess beteiligt werden. Ansonsten ist mit einem vorzeitigen Abbruch der Einnahme zu rechnen.

wichtig: Patientenaufklärung

Die Aufklärung sollte zu erwartende Effekte thematisieren, jedoch das Wirkungspotenzial nicht überschätzen, um etwaige zu hohe Erwartungen und nachfolgende Enttäuschungen zu vermeiden. Die entscheidende Bedeutung der psychotherapeutischen Gespräche sollte betont werden und das Medikament eher den Stellenwert einer Erleichterung des therapeutischen Einstiegs bekommen.

Zudem sollte insbesondere bei traumatisierten Patienten klargestellt werden, dass eine Medikation zwar Symptome verbessert, aber die Grundpersönlichkeit des Patienten in der Regel nicht verändert. Derartige Befürchtungen sind bei Patienten nicht selten, da Persönlichkeitsveränderungen im Rahmen von Traumatisierungen ein gängiges Phänomen und daher unter Umständen aus eigener Erfahrung schon bekannt sind.

Ein dritter wichtiger Gegenstand der Information ist die Versicherung des behandelnden Arztes, dass die verwendeten Substanzen kein Abhängigkeitspotenzial haben und problemlos ausgeschlichen werden können, wenn sie nicht mehr benötigt werden.

Antidepressiva

Als Mittel der ersten Wahl mit hoher empirischer Absicherung (Evidenzgrad) gelten neuere Antidepressiva aus der Gruppe der Serotonin-Wiederaufnahmehemmer (Selective Serotonin Reuptake Inhibitors – SSRI) wie z. B. Paroxetin und der Serotonin-Noradrenalin-Wiederaufnahmehemmer (SNRI), wie Venlafaxin. Sie wirken auf den Serotonin- und Noradrenalin-Stoffwechsel im Gehirn ein und erhöhen die Verfügbarkeit dieser Substanzen in der Signalübertragung. Dadurch lindern sie zuverlässig die Symptomatik aller drei Symptomcluster der Posttraumatischen Belastungsstörung, d.h. der Intrusionen, des Vermeidungs- und Rückzugsverhaltens und der Übererregbarkeit. Zusätzlich haben sie eine hohe Wirksamkeit bei Depression und Angst.

Vergleichbar gut untersucht sind ältere Antidepressiva (z.B. Imipramin und Amitryptilin), die aber im Regelfall mehr Nebenwirkungen aufweisen als neuere Substanzen. Ähnliches gilt für das Antidepressivum Mirtazapin. Alle drei können aber wegen ihrer sedierenden Wirkungen gleichzeitig auch zur Therapie von Schlafstörungen eingesetzt werden.

Eine Reihe weiterer psychotroper Pharmaka (Antipsychotika, Antiepileptika etc.) wurde ebenfalls in Studien untersucht, zum Teil mit ermutigenden Ergebnissen, die aber für eine Leitlinienempfehlung nicht ausreichten und daher an dieser Stelle nicht ausführlich wiedergegeben werden können.

5.9 Weitere Traumafolgestörungen, komorbide Erkrankungen und ihre Behandlung

Wie in Kapitel 2.4 erläutert, kann das Erleben traumatisierender Situationen abgesehen von der Posttraumatischen Belastungsstörung (PTBS) zu vielfältigen psychischen Reaktionen und Erkrankungen führen.

Dazu gehören Persönlichkeitsveränderungen und -störungen, dissoziative, somatoforme und Anpassungsstörungen, Suchterkrankungen, depressive und Angsterkrankungen. Diese können als direkte Traumafolge, aber auch als gemeinsame (komorbide) Erkrankung mit der PTBS auftreten (Flatten et al., 2011).

Wird eine fachgerechte Traumatherapie durchgeführt, ist in vielen Fällen eine Verminderung von Symptomen nicht nur der PTBS, sondern auch komorbider Problematiken zu erwarten. Auf der anderen Seite können aber auch spezialisierte therapeutische Ansätze zusätzlich zu einer Traumatherapie notwendig werden, um der Komplexität eines breiten Symptomspektrums gerecht zu werden, beispielsweise bei PTBS und Sucht.

Zudem ist nicht selten eine intensivierte traumatherapeutische Behandlung überhaupt erst möglich, wenn begleitende psychische Erkrankungen ausreichend gebessert und für den Patienten kontrollierbar sind. Beispielsweise sollte bei einer Persönlichkeitsstörung eine zumindest basale Fähigkeit zur Kontrolle nicht selten bestehender autodestruktiver Impulse (wie etwa selbstverletzendes Verhalten) erarbeitet worden sein, um frühkindliche Traumata (in der Konfrontation) durchzuarbeiten. Exemplarisch sollen hier für die häufigsten komorbiden Traumafolgestörungen mögliche Behandlungsansätze kurzgefasst vorgestellt werden.

Persönlichkeitsstörungen sind nach der International Classification of Diseases (ICD-10, 2016; www.icd-code.de) charakterisiert durch „[...] tief verwurzelte, anhaltende Verhaltensmuster, die sich in starren Reaktionen auf unterschiedliche persönliche und soziale Lebenslagen zeigen. Sie verkörpern gegenüber der Mehrheit der betreffenden Bevölkerung deutliche Abweichungen im Wahrnehmen, Denken, Fühlen und in den Beziehungen zu anderen."

Emotional instabile Persönlichkeitsstörung vom Borderline-Typ

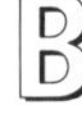

Ein Beispiel für eine Persönlichkeitsstörung, der schwerwiegende Traumatisierungen in Kindheit und Jugend zugrunde liegen können, ist die emotional instabile Persönlichkeitsstörung vom Borderline-Typ (ICD-10 F60.31). Typisch dafür ist eine „Tendenz, Impulse ohne Berücksichtigung von Konsequenzen auszuagieren, verbunden mit unvorhersehbarer und launenhafter Stimmung. Es besteht eine Neigung zu emotionalen Ausbrüchen und eine Unfähigkeit, impulshaftes Verhalten zu kontrollieren. Ferner besteht eine Tendenz zu streitsüchtigem Verhalten und zu Konflikten mit anderen, insbesondere wenn impulsive Handlungen durchkreuzt oder behindert werden."

Bei der Behandlung einer Persönlichkeitsstörung steht vor allem der Aufbau von Kompetenzen in zwischenmenschlichen Beziehungen sowie im Umgang mit Emotionen und Handlungsimpulsen im Vordergrund. Dazu gehört u.a. eine Schulung in der Lösung komplexer psychosozialer Probleme. Dafür wurden verschiedene Ansätze entwickelt, beispielsweise Gruppentrainings sozialer Kompetenzen, psychodynamisch-interaktionelle Therapie auf tiefenpsychologischer und die dialektisch-behaviorale Therapie auf verhaltenstherapeutischer Basis (Voderholzer & Hohagen, 2015). Diese werden meist im stationären Setting als Gruppentherapie angewandt.

Die Evidenzlage für Pharmakotherapie von Persönlichkeitsstörungen ist eher begrenzt und etwaige Verordnungen erfolgen „off-label", also ohne Zulassung. Generell kommen sogenannte Neuroleptika, Antidepressiva und Stimmungs-Stabilisierer infrage, die Auswahl der geeigneten Substanz richtet sich dabei vor allem nach den symptomatisch führenden Zielsymptomen. Zu den Einzelheiten wird auf einschlägige Lehrbücher der Psychopharmakologie verwiesen (zum Beispiel Benkert & Hippius, 2014).

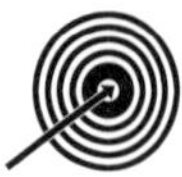

Depressive Störungen und **Angsterkrankungen** umfassen Störungen aus dem affektiven (Gefühls-) Bereich, einhergehend mit einer gedrückten Stimmung und einer Verminderung von Antrieb und Aktivität bzw. einer Angst vor eigentlich ungefährlichen Situationen, die in der Folge vermieden oder nur unter Anstrengung und mit Furcht ertragen werden.

Sie sind mit einer Kombination aus Psychotherapie und Medikation mit Antidepressiva gut behandelbar. Positive Ergebnisse sind aber auch mit nur einer der beiden Komponenten erreichbar, wenn Patienten zum Beispiel eine Pharmakotherapie ablehnen (Voderholzer & Hohagen, 2015).

Medikamentös werden meist Serotonin-Wiederaufnahmehemmer (SSRI) verwendet. Es muss allerdings mit einem mindestens zwei- bis dreiwöchigen Intervall gerechnet werden, bis erste Effekte zu erwarten sind. Bei akuten Angstattacken kann ergänzend ein schnell wirksamer Angstlöser zum Einsatz kommen, zum Beispiel das Antidepressivum Trimipramin (10–50 mg) oder auch Benzodiazepine (z.B. Lorazepam expidet 0,5–1 mg). Letztere führen zu einer schnellen und starken Angstreduktion, haben aber nach längerer Einnahmezeit ein Abhängigkeitspotenzial und sollten daher nur zeitlich begrenzt für höchstens einige Wochen eingesetzt werden.

Psychotherapeutisch stehen dem Therapeuten sowohl für Angst als auch für Depression verschiedene Verfahren zur Verfügung (Voderholzer, 2015). Treten die Symptome in der Folge traumatischen Erlebens auf, sollten die Entstehungsbedingungen zunächst im Rahmen einer Psychoedukation (Krankheitsbezogene Information) besprochen werden.

Bei Angst kommt zusätzlich eine Erläuterung selbstverstärkender Kreisläufe in Betracht („Kreislauf der Angst"), insbesondere wenn Vermeidungsverhalten Teil der Problematik ist. In diesem Fall sollte auch eine Exposition mit angstauslösenden Reizen durchgeführt werden. Bei depressiven Symptomen haben sich kognitive Verhaltenstherapie, psychodynamische Kurzzeittherapie und interpersonelle Psychotherapie bewährt (Senf & Broda, 2011).

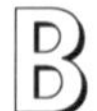

Behandlung einer Agoraphobie

Eine 42-jährige Hausfrau kommt nach dem plötzlichen Tod ihres Vaters in psychotherapeutische Behandlung. Sie berichtet, dieser habe zu Depressionen geneigt und sich suizidiert. Sie selbst habe den Leichnam aufgefunden.

Einige Tage nach der Beerdigung habe sie zunehmende Ängste vor dem Einkaufen entwickelt, sodass ihr Mann dies erledigen musste. Sie habe dann zusätzlich auch vermieden, sich längere Zeit außerhalb der eigenen Wohnung aufzuhalten, z. B. sich mit ihren Freundinnen in einem Café zu treffen, was ihr früher viel Freude gemacht habe.

Zunächst wurde eine Psychoedukation durchgeführt, die unter anderem auch die Entstehung von Angst beinhaltete. Anschließend wurde mit ihr vereinbart, sich längere Zeit ohne Vermeidungsverhalten an angstauslösenden Orten aufzuhalten (Exposition), zunächst in Begleitung des Therapeuten, später auch alleine.

Nach ersten Erfolgen und einer Stabilisierung der Patientin wurde mit ihr auch über ihre ambivalente Beziehung zu ihrem Vater gesprochen, der die Familie in ihrem 5. Lebensjahr verließ. Sie habe in ihrer gesamten Kindheit trotz regelmäßiger Besuche stets unter der Angst gelitten, ihren Vater nie wiederzusehen.

Nach 12 Monaten einer einmal wöchentlichen ambulanten Psychotherapie war die Symptomatik weitgehend remittiert.

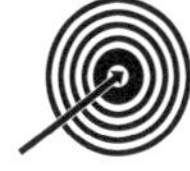

Somatoforme Störungen sind gekennzeichnet durch „[...] die wiederholte Darbietung körperlicher Symptome in Verbindung mit hartnäckigen Forderungen nach medizinischen Untersuchungen trotz wiederholter negativer Ergebnisse und Versicherung der Ärzte, dass die Symptome nicht körperlich begründbar sind" (ICD-10; www.icd-code.de). Zu beachten ist dabei, dass die Darbietung der Symptome keine bewusste Simulation darstellt, um beispielsweise finanzielle Leistungen zu erhalten. Vielmehr sind sie der unbewusste körperliche Ausdruck eines seelischen Konfliktes.

Dementsprechend geht es, ähnlich wie bei affektiven Störungen, in der Psychotherapie zunächst um Psychoedukation und um die Verminderung angstverstärkender Überzeugungen und Verhaltensweisen.

Im Anschluss ist ggfs. eine traumatherapeutische Bearbeitung angezeigt. Ein imaginatives Vorgehen unter der Nutzung symbolhafter innerer Bilder kann den Zugang zum Patienten erleichtern, dem nicht selten zumindest zum Beginn der Therapie eine ausreichende sprachliche Ausdrucksfähigkeit für Emotionen, Konflikte etc. fehlt. Entsprechende Anleitungen zum Vorgehen finden sich zum Beispiel in der *Psychodynamisch Imaginativen Traumatherapie* (PITT) (Reddemann, 2011) oder in der *Katathym Imaginativen Therapie* (Leuner, 2012). Dabei begegnet der Patient beispielsweise traumatisierenden Täterfiguren in gedanklich ausgestalteten Fantasieszenarien und Landschaften und kann auf dieser „Bühne" Veränderungen vornehmen, kann sich diese Begegnung durch die gedankliche Gegenwart „helfender Wesen" erleichtern, wie im folgenden Beispiel ersichtlich.

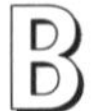

Beispiel für imaginative Therapie

Eine 25-jährige Frau leidet unter ziehenden Unterbauchbeschwerden im Sinne einer somatoformen Schmerzstörung. Diese treten vor allem am Wochenende auf, wenn ihr Lebenspartner bei ihr ist und körperliche Nähe sucht. Sie fühlt sich dann an ihren Onkel erinnert, der sie zwischen ihrem 14. und 17. Lebensjahr regelmäßig gegen ihren Willen sexualisiert berührt hatte.

In der Imaginativen Traumatherapie begegnet sie dem Täter, der bis zur Therapie starke Ängste in ihr hervorrief, in einer Waldlandschaft. Er hat die Gestalt eines Wolfes. Im Verlauf der Bearbeitung entscheidet sie sich zu einer Modifikation des Bildes, in der der Wolf nun an einen Baum angekettet ist und sich ihr nicht nähern kann.

Noch sicherer fühlt sie sich, wenn sie sich bei der Begegnung von einem Bären begleiten lässt, der die Aufgabe hat, sie zu schützen. Dadurch kann sie die Szene mit deutlich verminderten Ängsten aushalten und auch ihrem Onkel im realen Leben selbstbewusster gegenübertreten, was unter anderem im Verlauf auch zu einer Strafanzeige ihrerseits führt.

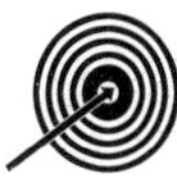

Kommt es im Rahmen einer posttraumatischen Erkrankung zu einem „[...] teilweisen oder völligen Verlust der normalen Integration der Erinnerung an die Vergangenheit, des Identitätsbewusstseins, der Wahrnehmung unmittelbarer Empfindungen sowie der Kontrolle von Körperbewegungen [...]" (ICD-10; www.icd-code.de), spricht man von einer **dissoziativen Störung**.

Die Erinnerungen sind dabei in der Regel so belastend, dass sie aus dem Bewusstsein abgespalten werden, somit kann dieser Mechanismus auch als Selbstschutz verstanden werden. Diese Dissoziationen neigen einige Wochen oder Monate nach einem traumatisierenden Lebensereignis zu einer spontanen Rückbildung. Sie können aber auch chronifizieren und dann z.B. mit Bewusstseinsstörungen (wie etwa Dämmerzuständen), Lähmungen und Gefühlsstörungen einhergehen, insbesondere wenn gleichzeitig unlösbare soziale Probleme oder zwischenmenschliche Schwierigkeiten bestehen.

Am Beginn der psychotherapeutischen Arbeit mit dissoziativen Störungen steht die Schulung der Wahrnehmung von Frühsymptomen einer Dissoziation, um dann Techniken zur Verhinderung oder Abmilderung zu erlernen. Daran kann, wenn ausreichend Stabilität erreicht ist, eine traumatherapeutische Bearbeitung anschließen.

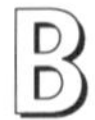

Beispiel für eine Übung gegen Dissoziation

Ein Beispiel für eine verbreitete und gut wirksame anti-dissoziative Technik ist die 5-4-3-2-1-Übung. Dabei wird der Patient, wenn er Frühsymptome einer beginnenden Dissoziation bemerkt, vom Therapeuten aufgefordert, zunächst fünf Dinge in der unmittelbaren Umgebung zu benennen, die er sieht, anschließend fünf Dinge, die er hört und dann fünf Dinge, die er körperlich spürt.

Im Anschluss soll er jeweils vier Dinge benennen, die er sieht, hört und spürt, dann drei, dann zwei, dann eines. Es können dabei auch dieselben Dinge wiederholt benannt werden. Wichtig ist aber, dass sich der Patient auch tatsächlich auf die jeweilige Wahrnehmung im Hier und Jetzt konzentriert. Dabei kann gelegentlich das laute Aussprechen der Beobachtungen („Ich sehe …") hilfreich sein (Reddemann, 2011).

Suchterkrankungen

Suchterkrankungen sind stark mit Traumafolgestörungen assoziiert. In einer Stichprobe von 423 Patienten mit einer Suchterkrankung litten 36,3 % unter einer Posttraumatischen Belastungsstörung (Gielen et al., 2012). Suchtmittel, insbesondere Alkohol, wirken auf verschiedene traumabezogene Symptome ein und führen zu einer subjektiven Entlastung, die aber objektiv häufig nicht nachweisbar oder nur vorübergehend ist. Dazu gehören vegetative Labilität, wie beispielsweise Nervosität, Angespanntheit, starkes Schwitzen, Herzklopfen etc., aber auch Schmerzsyndrome und Schlafstörungen.

Speziell bei Schlafstörungen ist die Nutzung von Alkohol problematisch, da die für die Struktur des Schlafes wichtigen Traumphasen (REM-Schlaf) durch Alkohol beeinträchtigt werden und der Schlaf dadurch stark an Erholsamkeit verliert.

Suchterkrankungen können zudem ein Hindernis für eine traumatherapeutische Aufarbeitung darstellen, da unter dem verstärkten emotionalen Druck der Traumakonfrontation mit ansteigendem Suchtmittelmissbrauch oder Rückfällen gerechnet werden muss.

Daraus sind eine Reihe von Empfehlungen abgeleitet worden, die dieser Problematik vorbeugen können (Read et al., 2004): Zum einen sollte die Konfrontationsphase (Kap. 4) erst begonnen werden, wenn eine ausreichende Abstinenzfähigkeit gegeben ist. Im therapeutischen Umgang spielen zudem bei suchterkrankten Traumatisierten die Themen Sicherheit, Kontrolle und Autonomie eine besondere Rolle. Dies wirkt sich u.a. in der Notwendigkeit einer besonders intensiven Stabilisierungsarbeit vor dem Beginn der Konfrontationsphase aus. Hilfreich können auch unspezifische Begleitmaßnahmen sein, wie zum Beispiel das Angebot von Rückzugsmöglichkeiten im stationären Setting.

Besonders sensibel muss mit der Balancierung von externer und interner Kontrolle umgegangen werden, da ein zu starkes Hilflosigkeitserleben und ein Gefühl der Machtlosigkeit als Wiederholung traumatischer Erinnerungsinhalte erlebt werden können. So sollte die eigene Entscheidungskompetenz des Patienten bei therapeutischen Weichenstellungen betont und mit etwaigen Kontrollmaßnahmen (Taschenkontrollen, Suchtmittelkontrollen nach Ausgängen etc.) sensibel und erklärend umgegangen werden.

In jüngster Zeit sind Konzeptionen entstanden, die Elemente der Traumaarbeit und der Suchtmedizin integrativ miteinander verbinden. Ein Beispiel stellt das Manual „Sicherheit finden" dar (Najavits et al., 2008).

Anpassungsstörungen

Auch **Anpassungsstörungen** können eine Folge des Erlebens belastender oder traumatischer Situationen sein. Sie werden diagnostiziert, wenn das Ereignis zwar einen psychisch belastenden, aber weniger einen lebensbedrohlichen, katastrophalen Charakter hatte oder wenn die Symptomatik nicht die vollständigen Kriterien einer Posttraumatischen Belastungsstörung erfüllt, wenn zum Beispiel keine Intrusionen oder Albträume auftreten (Kap. 2.5).

Anpassungsstörungen sind „[...] Zustände von subjektiver Bedrängnis und emotionaler Beeinträchtigung, die im allgemeinen soziale Funktionen und Leistungen behindern und während des Anpassungsprozesses nach einer entscheidenden Lebensveränderung oder nach belastenden Lebensereignissen auftreten. Die Belastung kann das soziale Netz des Betroffenen beschädigt haben (wie bei einem Trauerfall oder Trennungserlebnissen) oder das weitere Umfeld sozialer Unterstützung oder soziale Werte (wie bei Emigration oder nach Flucht). Sie kann auch in einem größeren Entwicklungsschritt oder einer Krise bestehen (wie Schulbesuch, Elternschaft, Erreichen oder Verfehlen eines ersehnten Zieles oder der Eintritt in den Ruhestand). Die Anzeichen sind unterschiedlich und umfassen depressive Stimmung, Angst oder Sorge (oder eine Mischung von diesen). Außerdem kann ein Gefühl bestehen, mit den alltäglichen Gegebenheiten nicht zurechtzukommen, diese nicht vorausplanen oder fortsetzen zu können. Störungen des Sozialverhaltens können insbesondere bei Jugendlichen ein zusätzliches Symptom sein" (ICD-10, 2016; www.icd-code.de).

Anpassungsstörungen werden im Wesentlichen durch Psychotherapie behandelt. Im Vordergrund steht die verstehende Einordnung des krisenhaften Ereignisses und der eigenen Reaktionsweisen und Symptome, in der Regel auch vor dem Hintergrund biografischer Vorerfahrungen. Dabei können zusätzlich spezielle Aspekte wie Schuldgefühle, Scham oder die Veränderung von Wertorientierungen (Kap. 5.6) in die Betrachtung einbezogen werden. Im Verlauf kann zusätzlich eine traumatherapeutische Konfrontationstherapie notwendig werden.

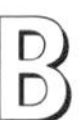

Behandlung einer Anpassungsstörung

Ein 25-jähriger Student begibt sich in Therapie, weil er auf dem Rückweg von einer Feier nachts in einem Park Opfer eines Überfalls geworden ist. Er ist zwar nicht verletzt worden, hat aber in der Folgezeit depressive Symptome entwickelt, insbesondere einen Antriebsverlust, Traurigkeit, Vereinsamung und das Gefühl, von seiner Umgebung nicht ausreichend unterstützt zu werden.

Nach Psychoedukation und Stabilisierungsarbeit mit dem Erlernen des „Sicheren Ortes" (Kap. 3.2) wird therapeutisch vor allem an der sozialen Einbindung gearbeitet. Es stellt sich heraus, dass er niemandem in seinem Umfeld von dem Ereignis erzählt hat, da er der Überzeugung ist, dass andere hier sowieso nicht helfen können. Diese Kognition lässt sich mit früheren Erlebnissen in Verbindung bringen. So sei er in seiner Schulzeit Opfer von Mobbing seitens seiner Klassenkameraden geworden, sei aber in seinem Elternhaus nicht unterstützt worden, seine Ängste seien eher bagatellisiert worden („Stell Dich nicht so an!"). Daraus entwickelte sich eine Lebenshaltung, Probleme immer alleine bewältigen zu müssen. Auf der Basis dieser Erkenntnis können gezielte Schritte einer Öffnung gegenüber der Partnerin und engen Freunden vereinbart werden, die das depressive Syndrom bessern.

Im Anschluss wird dann zusätzlich noch eine Konfrontationstherapie mit EMDR zu dem Überfallereignis selbst erforderlich. Insgesamt ist er sechs Monate nach der Therapie symptomfrei.

Medikamente spielen in der Regel bei Anpassungsstörungen eine untergeordnete Rolle, können aber ggfs. unterstützend wirken, zum Beispiel bei der Behandlung begleitender Schlafstörungen.

5.10 Interventionen mit modernen Medien

Medien werden in verschiedenen Feldern der klinisch-psychologischen Intervention eingesetzt (Übersicht bei Eichenberg, 2008). Die Anwendungsfelder von Medien sind breit gefächert und dabei mit medienspezifischen Chancen – aber auch gewissen Risiken – verbunden. Auch für die Unterstützung der Behandlung psychotraumatischer Störungen ist der Einsatz von Medien nicht neu. So hat sich der Einsatz von Selbsthilfebüchern als erste Hilfe oder unterstützend zur konventionellen Traumatherapie bereits etabliert (ausführlich bei Eichenberg & Wolters, 2013).

E-Mental-Health

Insofern ist es nicht verwunderlich, dass im Rahmen von E-Mental Health auch Konzepte zur Anwendung moderner Medien wie das Internet, mobile Anwendungen (z.B. Apps), Computerspiele oder auch virtuelle Realitäten bei der Behandlung von Traumafolgestörungen entwickelt wurden.

Internet

Die Möglichkeiten des Internet reichen dabei von der reinen Informationsbeschaffung über Foren zum Austausch Betroffener (zu den Vor- und Nachteilen virtueller Selbsthilfegruppen für Menschen nach traumatischen Ereignissen siehe ausführlich Eichenberg & Wolters, 2013; Eichenberg & Malberg, 2011) bis hin zur Online-Therapie.

Gesundheitsinformationen. Aufgrund seiner weiten Verbreitung und leichten Zugänglichkeit bietet das Internet eine große Bandbreite an gesundheitsbezogenen Informationen. Einer repräsentativen Umfrage zufolge beschaffen sich über 60 % der deutschen Internetnutzer online Informationen zu gesundheitlichen Fragen (Eichenberg, Wolters & Brähler, 2013). Auf der anderen Seite besteht durch diese Fülle an Material auch eine Informationsüberflutung der Nutzer. So ergibt die Eingabe des Begriffs „Psychotherapie" bei Google bereits über 14 Millionen Treffer. Sucht man nach „Posttraumatischer Belastungsstörung", werden rund 200.000 Ergebnisse angezeigt (Stand: Juli 2015). Dabei stammen allerdings über 40 % der ersten 50 Suchergebnisse von Pharmafirmen, die signifikant mehr Hinweise zu Psychopharmaka als Therapie der Wahl enthalten als die übrigen Webseiten (Mansell & Read, 2009). Eine Inhaltsanalyse von 20 deutschsprachigen Webseiten zur PTBS belegte zudem eine Unterrepräsentation in der Empfehlung psychodynamischer Therapieansätze (Eichenberg, Blokus & Malberg, 2013). Des Weiteren konnte für das internationale WWW gezeigt werden, dass 42 % der von Bremner et al. (2006) untersuchten Webseiten zu Traumata unvollständige oder sogar fehlerhafte Informationen enthalten. Insofern sollten Helfer qualitativ hochwertige Internetquellen kennen und Betroffenen empfehlen. Gleichzeitig sollte der individuelle Umgang mit Online-Gesundheitsinformationen besprochen werden, um potenziell auch dysfunktionale Nutzungsweisen identifizieren zu können.

Online-Beratung und -therapie. Das Internet bietet die Möglichkeit von spezifischen therapeutischen Interventionsangeboten für Personen, die eine traumatische Erfahrung machen mussten.

Kostenfreie internetbasierte Beratung via E-Mail, Chat, z.T. aber auch per Telefon finden sich z.B. beim „Beratungsnetz". Das Beratungsnetz (www.das-beratungsnetz.de) ist eine zentrale Beratungsplattform für gemeinnützige und paritätische Einrichtungen, die mittels verschiedener Internetdienste ihre Hilfestellung anbieten. So finden sich auch für Menschen nach traumatischen Ereignissen Hilfsangebote, insbesondere z.B. für Jugendliche und adoleszente Betroffene von sexuellem Missbrauch, u.a. vom Kinderschutzbund Frankfurt oder „Berliner Jungs – Beratung für Jungs im Internet".

Weitere Angebote fokussieren sich z.B. auf die Sekundärprävention von PTBS. So zeigte eine Pilotstudie an College-Studenten in den USA, dass diagnostische Online-Fragebögen zuverlässig problematische Bereiche bezüglich Traumata und posttraumatischem Stress aufdeckten. Die Studenten zeigten außerdem positive Reaktionen auf das Online-Screening (Read, 2009).

Zudem existieren Online-Beratungsdienste, die sich an spezielle Risikogruppen wenden, wie z.B. Bundeswehrsoldaten, die infolge von Auslandseinsätzen unter psychischen Problemen leiden (z.B. www.angriff-auf-die-seele.de und www.ptbs-hilfe.de) (siehe Zimmermann et al., 2013).

Das Projekt „Interapy" (www.interapy.nl) hingegen versteht sich explizit als Online-Therapie. Entwickelt an der Universität Amsterdam, wurde das Angebot inzwischen auch an deutschen Stichproben evaluiert (Wagner & Lange, 2008). Während Interapy in den Niederlanden bereits von den Krankenkassen finanziert wird, gibt es in Deutschland für solche Online-Interventionsangebote keine Möglichkeit der Rückerstattung.

Interapy beruht auf einem kognitiv-behavioralen Ansatz, dessen zentraler Bestandteil eine Schreibtherapie ist: Die Patienten werden dazu angeleitet, sich schriftlich mit dem traumatisierenden Ereignis zu beschäftigen und es in entlastender Weise neu zu bewerten.

Diesen Ansatz verwendet auch ein kognitiv-behaviorales Therapieprogramm für Frauen, die während der Schwangerschaft ein Kind verloren haben (Kersting et al., 2011), wobei insgesamt wichtig ist, die Indikationen für ein solches Programm nicht zu weit zu fassen (für Hinweise zur differenziellen Indikation für verschiedene moderne Medienanwendungen im Bereich der Psychotraumatologie siehe Eichenberg & Wolters, 2013).

Inzwischen existieren auch komplexere Angebote, die verschiedene Medienanwendungen kombinieren. So zeigten z.B. Freedman et al. (2015) den Nutzen einer internetbasierten Frühintervention für Menschen mit PTBS-Symptomatik nach Motorradunfällen, in der neben therapeutischen Online-Kontakten auch Videos und ebenso Expositionen via virtuelle Realitäten integriert wurden.

Virtuelle Realitäten

Virtual-Reality-Technologien (VR) ermöglichen, computerbasierte Modelle der realen Welt zu erstellen, mit denen mittels Mensch-Maschinen-Schnittstellen interagiert werden kann.

Die Beobachtung, dass virtuelle Reize reale Ängste auslösen, führte dazu, diese modernen Anwendungen auch in das Spektrum therapeutischer Interventionstechniken einzubinden. Als Mittelweg zwischen in-vivo- und in-sensu-Konfrontation werden sie insbesondere in verhaltenstherapeutischen Expositionsbehandlungen eingebunden. Für verschiedene umschriebene Phobien liegen Evaluationsstudien vor, die belegen, dass die Behandlung mittels VR nicht weniger effektiv ist als herkömmliche Expositionen in vivo (Überblick bei Eichenberg & Wolters, 2012; für Metastudien siehe Parsons & Rizzo, 2008; Powers & Emmelkamp, 2008).

In mehreren Studien wurden VR-Technologien auch zur Behandlung von PTBS insbesondere nach traumatischen Kriegserlebnissen sowie Terroranschlägen, aber auch nach Verkehrsunfällen eingesetzt und auf ihre Wirksamkeit hin überprüft (ausführlich bei Eichenberg & Wolters, 2012).

Difede und Hoffmann (2002) entwickelten z. B. eine VR-Umgebung für Patienten, die aufgrund der Ereignisse am 11. September 2001 in New York an einer PTBS litten.

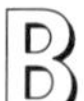

VR-Behandlung

In einer Einzelfallstudie referieren die Autoren, dass die in-sensu-Behandlung bei einer betroffenen 26-jährigen Frau, die den Terroranschlag auf das World Trade Center von der gegenüberliegenden Straßenseite zwar ohne ernsthafte körperliche Schäden überlebt hatte, aber eine massive PTBS mit Flashbacks, Vermeidungsverhalten, Hyperaktivität und -arousal, Ein- und Durchschlafschwierigkeiten entwickelte, keine Besserung ihrer Symptomatik brachte. Die Patientin wurden mit sechs VR-Sitzungen á 45–60 Min. behandelt.

Auch wenn die Patientin unmittelbar nach den VR-Expositionsbehandlungen in standardisierten klinischen Verfahren und nach Selbstauskünften eine Symptomreduktion zeigte und dieses Ergebnis in einer kontrollierten Studie mit kleiner Stichprobengröße bestätigt wurde (Difede et al., 2006), so inszeniert diese Behandlung eine Form der Konfrontation, die sowohl behandlungstechnisch als auch ethisch infrage gestellt werden muss.

Gefahr der Re-/ Neutraumatisierung

Die gleiche Problematik gilt für VR-Interventionen, die Vietnamveteranen mit schwerer PTBS-Symptomatik authentisch nachgestellten Kriegssituationen aussetzen (Rothbaum, Hodges & Ready, 2001; für ein VR-Setting zur Behandlung von Einsatzkräften im Irak siehe „Virtual Iraq", Gerardi et al., 2008). Gefahren betreffen nicht nur mögliche Retraumatisierungen, wenn beim Durcharbeiten der traumatischen Erfahrung noch keine ausreichende Stabilisierung erreicht wurde, sondern ebenso potenzielle Neutraumatisierung, wenn die dargebotenen Stimuli die traumatische Situation des Betroffenen nicht genau abbilden (Wagner & Maercker, 2008). Damit lässt sich auch erklären, warum – trotz einiger positiver Evaluationsstudien (Gamito et al., 2010; McLay et al., 2011) – Studien ebenso zeigten, dass zunächst positive Behandlungseffekte nicht stabil sind (Rothbaum, Hodges & Ready, 2001). Auch aktuelle Reviews kommen zu dem Fazit, dass der derzeitige Forschungsstand ergänzungsbedürftig ist (Canadian Agency for Drugs and Technologies in Health, 2014), auch weil die (wenigen) vorliegenden klinischen Studien unterschiedliche methodische Qualität aufweisen (Motraghi et al., 2014).

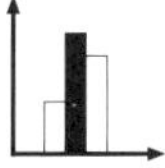

Ein anderer Anwendungsbereich sind VR zur Prävention potenziell traumatischer Erfahrungen. So untersuchten Jouriles et al. (2009), ob VR die Bewusstwerdung von bedrohlichen sexuellen Signalen in Rollenspielen steigern kann bzw. entsprechende Kompetenzen der Gegenwehr vermitteln kann. Die Befunde weisen darauf hin, dass die Probandinnen mit Einsatz von VR im Vergleich zu einer Kontrollgruppe schneller und gezielter auf die in einem Rollenspiel gesendeten bedrohlichen sexuellen Signale reagierten. Inwiefern diese Effekte auf reale Situationen übertragen werden können, bleibt offen.

Serious Games und Apps

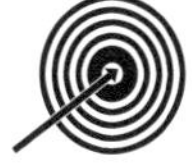

Serious Games sind Computerspiele, bei denen nicht der Unterhaltungsaspekt, sondern die Lernerfahrung im Mittelpunkt steht. Das pädagogische Konzept basiert auf einer virtuellen, computersimulierten Welt, die realweltliche Prozesse und Ereignisse widerspiegelt, in der bestimmte Verhaltensweisen, Tätigkeiten trainiert werden können.

Folglich liegt es auf der Hand, dass seit einigen Jahren verstärkte Bemühungen existieren, Serious Games gezielt zur Gesundheitsförderung zu entwickeln, einzusetzen und zu evaluieren. Ein erstes systematisches Review zeigt, dass Serious Games auch bei verschiedenen psychischen Störungen therapeutischen Nutzen haben (Eichenberg & Schott, under review).

Für die Anwendung von Serious Games im Bereich der Psychotraumatologie gibt es noch wenige, aber dennoch einige Beispiele.

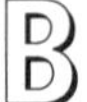

So wurde ein computerbasiertes Spiel („CHARLY") zur Prävention traumatischer Stressreaktionen bei Soldaten erprobt (Wesemann et al., 2016). Details werden in Kap. 1.5 wiedergegeben.

Speziell für Kinder zwischen 8 und 12 Jahren nach Akuttraumata wurde an der Universität Pennsylvania der „Coping Coach" entwickelt, um die Ausbildung einer PTBS zu verhindern. Dieses webbasierte Spiel fokussiert die Förderung von Copingstrategien und Veränderung traumabezogener Kognitionen (Marsac et al., 2012).

Neben Serious Games wurde auch der Einsatz von herkömmlichen Entertainment-Games (zur Unterscheidung siehe Eichenberg & Marx, 2014) in der Traumaforschung untersucht.

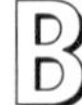

So konnte z. B. in einem experimentellen Setting, mit Darbietung von belastenden Filmszenen gezeigt werden, dass das Computerspiel „Tetris" Einfluss auf das Ausmaß der belastenden Erinnerungen daran hat. Damit kann „Tetris" auch als Frühintervention nach traumatischen Ereignissen die Ausbildung von Flashbacks reduzieren bzw. in der Traumatherapie nach Traumakonfrontation eingesetzt werden, um Intrusionen abzumildern (Holmes et al., 2009).

Auf dieser Basis wurde auch das Serious Game „TraumaGamePlay" der Universität Amsterdam entwickelt, das als Computerspiel sowie als App zur Verfügung steht (http://www.mobilesforgood.nl/#project/trauma-game).

Es existieren bereits ebenso spezifische therapeutische Apps zur therapeutischen Unterstützung von Traumaopfern. Die „PTSD Coach App", entwickelt an der Universität Stanford (Kuhn et al., 2014), hat so zum Ziel, PTBS-Symptome durch psychoedukative und therapeutische Übungen zu reduzieren (z. B. „Unable to Sleep" oder „Reminded of Trauma"). Diese sind jedoch nur ein Element dieser App. Sie hat auch eine Notfallfunktion, die der Betroffene aktivieren kann, um dann zu einer Selbsthilfe-Hotline oder zu einem engen Angehörigen verbunden zu werden.

Seit 2016 ist auch eine deutschsprachige App für Traumaopfer kostenfrei verfügbar. Diese wurde seitens des Psychotraumazentrums der Bundeswehr, der Technischen Universität Dresden und der Universität der Bundeswehr München für traumatisierte Bundeswehrsoldaten entwickelt, ist aber zu großen Teilen auch für zivile Betroffene verwendbar („Coach PTBS", Kap. 3.2). Sie enthält eine Kombination verschiedener Angebote, von psychoedukativen Informationen über Stimmungstagebücher, Kontaktadressen bis hin zu Audio-Dateien mit Entspannungstrainings.

5.11 Risiken und Nebenwirkungen von Traumatherapie

So wie die Behandlung mit Medikamenten beinhaltet auch Psychotherapie, einschließlich der Traumatherapie, verschiedene Risiken und Nebenwirkungen. Je nach ihren möglichen Folgen werden Nebenwirkungen unterteilt in (Lilienfeld, 2007):

- negative Nebenwirkungen;
- positive Nebenwirkungen;
- ambivalente Nebenwirkungen.

Negative Nebenwirkungen gehen mit nachteiligen Auswirkungen auf die psychische Gesundheit des Behandelten einher. Zu den Risiken und negativen Nebenwirkungen zählen z. B.:

- Verschlechterungen auf Symptom- und Funktionsebene;
- unverhältnismäßiger Zeit- und Kostenaufwand auf Patientenseite;
- Fehlentwicklungen in der therapeutischen Beziehung;
- Therapieabbruch;
- Non-Responders, d.h. Patienten, die auf die Therapie nicht ansprechen.

Daneben gibt es aber auch positive Nebenwirkungen, zum Beispiel wenn sich unter Therapie nicht nur die primären Zielsymptome wie etwa Albträume verbessern, sondern auch Begleiterscheinungen wie Depression, Sucht o. Ä. Ambivalente Nebenwirkungen beinhalten sowohl negative als auch positive Aspekte, beispielsweise wenn es unter Therapie zu Veränderungen im sozialen Umfeld des Patienten kommt.

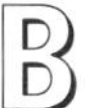

Eine klarere Äußerung und Durchsetzung eigener Bedürfnisse, die ein wichtiges therapeutisches Ziel sein können, führen zwar in der Regel zu einer Verbesserung von Kraft, Ressourcen und Einklang mit sich selbst, können aber auch Konflikte in der Familie nach sich ziehen, die sich erst auf neue Formen der Kommunikation, z. B. die Aushandlung von Kompromissen, einstellen muss.

Eine klare kausale Zuordnung von derartigen Nebenwirkungen zur Therapie ist allerdings nicht immer einfach, da stets vielfältige Einflüsse auf die inneren Prozesse eines Menschen einwirken, unter denen eine laufende Therapie nur ein einzelner Faktor ist.

Negative Nebenwirkungen können verschiedene Ursachen haben. Dazu gehören Fehler im Verhalten des Therapeuten, etwa wenn dieser die Grenzen einer angemessenen therapeutischen Distanz überschreitet und beispielsweise eigene Problematiken in der Sitzung thematisiert oder es zu einem Missbrauch des bestehenden Abhängigkeitsverhältnisses kommt. Eine derartige Entwicklung kann für den Patienten eine Wiederholung einer früheren Missbrauchssituation darstellen (insbesondere wenn diese physische oder sexualisierte Gewalt beinhaltete), die eigentlich der Grund für die Behandlung gewesen ist. Eine regelmäßige Supervision des Therapeuten, bei der ggfs. der Supervisor dem Patienten sogar bekannt ist, kann das gegenseitige Vertrauensverhältnis stützen und einem Missbrauch vorbeugen.

Eine therapeutische Fehlentwicklung kann auch eintreten, wenn die angewandte Technik der aktuellen psychischen Situation oder dem Krankheitsbild des Patienten nicht angemessen ist.

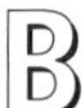

Wenn z.B. eine bestehende Suchterkrankung nicht erkannt wird oder keine ausreichend stabile Abstinenzfähigkeit besteht, kann ein traumakonfrontatives Vorgehen (Kap. 4) eine so starke Belastung darstellen, dass sich das Suchtverhalten verstärkt.

Eine vergleichbare Diskussion wurde in den vergangenen Jahren auch zu der Frage geführt, ob eine zu schnelle Konfrontation mit traumawertigem Erleben ohne umfangreiche vorherige Stabilisierungsbehandlung zu einer psychischen Dekompensation führen kann. Diese Hypothese hat sich allerdings nicht ausreichend belegen lassen (Neuner, 2008).

Insgesamt sind Nebenwirkungen in der Traumatherapie (mit Schätzungen bei 5–15 % der Fälle) ein eher seltenes und oft auch nur vorübergehendes Phänomen. Eine fachgerechte allgemeine psychotherapeutische und nachfolgend auch traumatherapeutische Ausbildung sowie eine regelmäßige Supervision des Therapeuten können einen wirksamen Schutz darstellen. Gleichzeitig ist die systematische Erforschung von Fehlentwicklungen, d.h. von Risiken und Nebenwirkungen, in der Traumatherapie mindestens genauso wichtig, wie die bislang viel stärker betriebene Erfolgsforschung (Eichenberg, 2015).

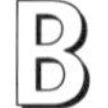

Nebenwirkungen in der Traumatherapie aus psychoanalytischer Sicht

Traumatisierende Übertragung

Holderegger (1993) geht mit dem Konzept der „traumatisierenden Übertragung" davon aus, dass die traumatische Erfahrung sich wie ein Fremdkörper in der Persönlichkeitsorganisation befindet, der vom lebendigen Erfahrungsprozess abgespalten und wie eingefroren ist. Wird ein solcher abgespaltener Fremdkörper in der Wiederholung in der therapeutischen Situation belebt, so spürt der Analytiker dies an einem plötzlichen Abbruch der bis dahin aufgebauten und eingespielten emotionalen Beziehung zwischen ihm und seinem Analysanden. Durch diesen Bruch der emotionalen Beziehung erscheint das Trauma wie ein Fremdkörper nun plötzlich in der analytischen Beziehung. Sorgfältige Analyse der eigenen Gegenübertragungsgefühle, Reaktionen und Fantasien ermöglicht dem Analytiker jetzt einen ersten Zugang zum unaussprechlichen, bislang wortlosen Bereich der traumatischen Erfahrung. Durch die unbewusste Inszenierung des Analysanden wird zumeist eine Rollenumkehr erreicht: Der Analytiker fühlt sich jetzt wie das Kind, das hilflos verlassen war und keine Worte fand, um das was geschehen war und es zutiefst erschüttert hatte, zu überbrücken.

5.12 Zusammenfassendes Fallbeispiel

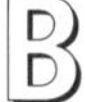

Ein 48-jähriger Polizeibeamter begibt sich zu der psychosozialen Beratungsstelle seiner Direktion. Er schildert dort, er habe am Vortag eine schwerwiegende Situation erlebt: Ein offenbar betrunkener Obdachloser habe bei einer Routinekontrolle plötzlich ein Messer gezogen und damit einen Kollegen schwer verletzt. Er sei danach auf ihn und einen weiteren Kollegen zugegangen, habe dabei Beschimpfungen und Drohungen ausgestoßen. Nach mehrfachen Ermahnungen seinerseits habe er, der Polizeibeamte, die Waffe gezogen und schließlich den Täter, nachdem dieser weiter nähergekommen sei, mehrfach ins Bein geschossen. Dieser sei zu Boden gegangen und schwer verletzt ins Krankenhaus gebracht worden, wo er nach einer Operation nun aber außer Lebensgefahr zu sein schien.

Der Polizeibeamte gibt an, sich seitdem unruhig und nervös zu fühlen, er zittere häufig am ganzen Leib, habe die Nacht auch kaum geschlafen und frage sich jetzt ständig, ob er richtig gehandelt habe oder zu frühzeitig von der Schusswaffe Gebrauch gemacht habe. Seiner Frau und seinen Freunden habe er bisher nichts davon erzählt, da er sich sehr schäme.

In einer ersten Intervention noch in der Beratungsstelle wird mit ihm zunächst besprochen, dass er an einer akuten Belastungsreaktion leidet und dass dies die normale Reaktion eines normalen Menschen auf eine unnormale und bedrohliche Situation ist. Zudem werden ihm seine Symptome als Bestandteile einer solchen Reaktion erläutert. Ihm wird angeraten, seiner Frau und engen Freunden zumindest einen Teil der Geschehnisse zu erzählen, diese aber gleichzeitig zu bitten, ihn nicht zu sehr zu drängen, Details preiszugeben, da dies seine Zeit brauche. Zudem werden ihm mögliche weitere Verläufe erläutert, von der spontanen Heilung bis hin zur Entwicklung einer posttraumatischen Belastungsstörung oder vergleichbarer Symptomatik und die daraus folgenden therapeutischen Optionen. Im Hinblick auf die Schlafstörungen wird ihm geraten, ein Entspannungsverfahren zu erlernen (z.B. unter Nutzung einer App). Bereits in der Beratungsstelle wird eine Atemtechnik gemeinsam mit den Beratern durchgeführt, auf die er positiv reagiert. Zudem wird ihm die Nutzung von Schlaftipps sowie von Lavendelöl als Kissenspray nahegelegt. Zur weiteren Stabilisierung wird ihm auch ein leichtes Ausdauertraining dreimal pro Woche empfohlen, da er angibt, auf Sport schon früher mit Entspannung und gesteigertem Selbstbewusstsein reagiert zu haben.

Es wird fünf Wochen später ein Folgetermin vereinbart. Bei diesem Folgetermin klagt der Poliizeibeamte über eine deutliche Verschlechterung. Er schlafe inzwischen nur noch drei Stunden pro Nacht, brauche ein bis zwei Stunden zum Einschlafen, wache dann mitten in der Nacht wieder auf und könne nicht mehr einschlafen. Zudem sehe er immer wieder den auf ihn zukommenden Täter vor seinem inneren Auge, vor allem wenn er in der Nähe des Tatortes sei. In zunehmendem Ausmaß habe er daher Angst vor dieser Gegend, vermeide den Aufenthalt dort, inzwischen auch schon in anderen Lebensbereichen. Zum Beispiel gehe er kaum noch einkaufen, dies erledige seine Frau. Zudem habe er auch schon dreimal Albträume von dem Geschehen gehabt und wache dann schweißnass auf. Entgegen der vorherigen Empfehlung habe er seiner Frau und seinen Freunden nichts erzählt, das Schamgefühl sei zu groß gewesen. Auch das Entspannungstraining und den Sport habe er nicht umsetzen können, stattdessen habe er sich zurückgezogen und sei auch krankgeschrieben gewesen. Seiner Frau sei zudem eine erhöhte Reizbarkeit und Nervosität an ihm aufgefallen, er habe sie auch schon einmal wegen einer Kleinigkeit angeschrien. Das habe ihm Angst gemacht. Die Mitarbeiter der Beratungsstelle äußern daraufhin den Verdacht auf eine posttraumatische Belastungsstörung und vermittelten ihn an einen kooperierenden Psychiater und Psychotherapeuten. Zugleich wurde ein Antrag auf Anerkennung eines Dienstunfalls gestellt.

Der Psychiater bestätigt die Einschätzung und ergänzt sie durch die Diagnose einer beginnenden Agoraphobie angesichts des ängstlichen Vermeidungsverhalten außerhalb der Wohnung. Er einigt sich mit dem Patienten auf eine ambulante Behandlung mit Medikation und psychotherapeutischen Gesprächen. Als Medikament setzt er einen Serotonin-Wiederaufnahmehemmer an und gibt dem Patienten einen Notfall-Umschlag mit drei Tabletten eines Angstlösers (Benzodiazepin) mit, falls es außerhalb der Wohnung zu sehr starken Ängsten kommen sollte.

Zum Beginn der Psychotherapie werden noch einmal die Erläuterungen der ersten Intervention wiederholt und vertieft. Es wird ergänzend besprochen, wie eine Angsterkrankung entsteht und sich durch Vermeidung selbst unterhält (Kreislauf der Angst). Zudem wird der Sport als eine der wesentlichen Ressourcen des Patienten besprochen und nunmehr verbindlich vereinbart, dass zunächst drei Mal wöchentlich 30 bis 60 Minuten leichtes Lauftraining notwendig seien. Es wird ihm nahegelegt, dass die Öffnung gegenüber seiner Frau das gegenseitige Verständnis und auch die Unterstützung verbessern kann, und ein Konzept erarbeitet, welche Inhalte zunächst thematisiert werden können. Das gibt dem Patienten mehr Sicherheit und es wird vereinbart, bis zur nächsten Sitzung ein entsprechendes Gespräch zu führen. Für den Fall starker Schlafstörungen werden zusätzlich zu den genannten Medikamenten bei Bedarf 10 bis 30 Tropfen Trimipramin eine Stunde vor dem Schlafengehen ordiniert.

In den darauf folgenden Gesprächen werden die ersten Themen weiter vertieft. Dabei arbeitet der Polizeibeamte motiviert mit und kann im Gespräch mit seiner Frau eine große Entlastung erleben. Zudem bessern sich seine Stimmung und seine Schlafstörungen deutlich. Das Lauftraining setzt er um und kann im Hinblick auf eine Reduktion seiner Anspannung davon profitieren.

Im nächsten Schritt wird eine Exposition mit ihm vereinbart. Es werden klassische angstauslösende Situationen durchgesprochen und vereinbart, dass er diese bewusst aufsucht und in diesen dann auch über zwei Stunden hinweg verbleibt, bis die Angst wieder sinkt. Die Anwendung positiver Dialoge mit sich selbst zur Reduktion der Angst werden besprochen. Bei der ersten Exposition in einem nahegelegenen Einkaufscenter begleitet der Therapeut den Patienten, die darauf folgenden in zweitägigem Abstand traut sich der Patient dann alleine zu.

Nach etwa zwei Monaten Therapie fühlt sich der Patient stabil genug, um eine traumafokussierte Therapie zu beginnen. Der Therapeut wendet die EMDR-Technik an und fokussiert dabei auf die am stärksten belastende Situation, als sich der Täter dem Patienten mit dem Messer näherte. Damit verbunden sind starke Gefühle von Angst und Wut, aber auch Herzrasen und Kopfdruck. Die Schwere der Belastung wird mit zehn bewertet, das ist der Maximalwert. Im Therapieverlauf sinkt der Belastungsgrad zunächst auf vier. Nach dem Grund für die Restsymptomatik gefragt, antwortet der Patient, die verbliebene Belastung liege daran, dass ihm verstärkt Erinnerungen aus früheren bedrohlichen Einsätzen gekommen seien, die wiederum Angst machten. In den darauf folgenden Sitzungen wird dann erneut an der auslösenden

Situation, zusätzlich aber auch an früherem Bedrohungserleben gearbeitet. Dabei kommt es jeweils zu starken Abfällen in der Belastung. Gleichzeitig bessern sich die Körpersymptome. Nach sieben traumafokussierten EMDR-Sitzungen gibt der Patient an, sich nunmehr deutlich sicherer und entspannter zu fühlen, auch habe er keine Schlafstörungen oder Ängste außerhalb der Wohnung mehr.

In der Folgezeit wird an einer Wiedereingliederung in den Dienst gearbeitet. Es wird zunächst ein Einstieg mit vier Stunden pro Tag besprochen, um eine Überforderung zu vermeiden. Zugleich wird mit dem Polizisten an einer verbesserten Selbstfürsorge gearbeitet, die ihm schwer fällt, da er ja über Jahre nur anderen gedient habe. Dies hängt mit hohen Ansprüchen an sich selbst zusammen, die auch seine Schuldgefühle erklären. Die daraus abgeleiteten Veränderungen, z.B. die klarere Artikulierung von Bedürfnissen im Alltag, geben ihm mehr Verhaltenssicherheit.

Gleichzeitig kommt es aber zu Konflikten mit seiner Ehefrau, da diese seine stärkere Selbstbezogenheit als Kränkung empfindet und ihm Vorwürfe macht. Dieses Konfliktfeld wird in zwei Paargesprächen bearbeitet und seine Frau versteht, dass dadurch langfristig positive Veränderungen auch für sie zu erwarten seien. So kann sie für das therapeutische Bündnis gewonnen werden.

Nach insgesamt 25 Sitzungen ambulanter Psychotherapie ist der Patient stabil gebessert und es werden gelegentliche Folgetermine sowohl beim Psychotherapeuten als auch in der Beratungsstelle vereinbart. Sechs Monate nach Therapie war der Patient weiterhin stabil gebessert und vollzeitig im Dienst.

5.13 Fragen zu Kapitel 5

1. Nennen und erläutern Sie die Phasen der Psychodynamischen Kurztherapie nach Mardi Horowitz.
2. Nennen und erläutern Sie die vier Dimensionen der Mehrdimensionalen Psychodynamischen Traumatherapie nach Gottfried Fischer.
3. Was versteht man unter der Ego State Therapie und für welche Patientengruppe unter den Traumapatienten ist sie besonders geeignet?
4. Beschreiben Sie Techniken der kognitiv-behavioralen Traumatherapie.
5. Welche komplementären therapeutischen Elemente können eine Traumatherapie sinnvoll ergänzen?

6. Welchen speziellen physiologischen Reflex nutzt die EMDR-Therapie?
7. Welche Möglichkeiten, aber auch Grenzen, bieten moderne Medien wie das Internet, aber auch Computerspiele im Rahmen der therapeutischen Arbeit mit Traumapatienten?
8. Welche Arten von Nebenwirkungen können in einer Traumatherapie auftreten?

6 Begutachtung von Traumafolgestörungen

Die Begutachtung von Traumafolgestörungen hat in den letzten Jahren, nicht zuletzt auch durch Aufklärungsarbeit und ein erhebliches mediales Interesse, einen zunehmenden Stellenwert im deutschen Gutachtenwesen erlangt. Die möglichen Auswirkungen von Traumafolgestörungen erstrecken sich in nahezu sämtliche Bereiche der medizinisch-psychologischen Begutachtung und können im Rahmen dieser einführenden Darstellung nur exemplarisch aufgezeigt werden.

6.1 Allgemeine Grundsätze der Begutachtung von Traumafolgestörungen

Der Begutachtungsprozess sollte grundsätzlich von einem Facharzt für Psychiatrie und Psychotherapie, ggfs. mit psychologischer Unterstützung, durchgeführt werden.

persönliches diagnostisches Gespräch

Grundlage ist das ausführliche persönliche diagnostische Gespräch. Die Diagnose sollte in Deutschland nach der International Classification of Diseases (ICD-10, Dilling & Mombour, 2015; www.icd-code.de) der Weltgesundheitsorganisation (WHO) gestellt werden, ergänzend sollte aber das US-amerikanische Diagnostic and Statistical Manual of Diseases in der aktuellen 5. Revision (DSM-5; APA, 2013) stets mit in die Überlegungen einbezogen werden, da es in einigen Aspekten diagnostisch etwas trennschärfer zu sein scheint. So sind etwa im DSM-5 „negative Veränderungen der Kognitionen und der Stimmung“, wie beispielsweise Schuld- und Schamgefühle, Teil des Symptombildes der PTBS und können dadurch eine Hilfe bei der Einschätzung des Schweregrades der Erkrankung sein.

Im Verlauf des Begutachtungsgespräches ist darauf zu achten, dass insbesondere bei einer noch unbehandelten Traumafolgestörung die intensive Exploration zu einer Triggerung von Symptomen bei dem Probanden führen kann. Darüber sollte bereits zu Beginn gesprochen und etwaige Gegenmaßnahmen vereinbart werden (Kap. 3.2). Möglicherweise bestehenden Schuld- und Schamgefühlen sollte respektvoll mit einer Haltung der Akzeptanz begegnet werden.

Psychometrische Testungen können das Gespräch ergänzen und objektivieren, aber nicht ersetzen. Die Auswahl der Testungen hängt von der jeweiligen Verdachtsdiagnose ab. Für einige Krankheitsbilder, z.B. die PTBS, stehen standardisierte Interviews zur Verfügung, diese stellen einen diagnostischen „Gold-Standard" dar. Daneben gibt es eine Reihe von Selbsteinschätzungs-Skalen, die aber in der Regel nicht die gleiche diagnostische Wertigkeit haben (Kap. 2.2).

ergänzende psychometrische Tests

Gegenstand des gutachterlichen Gesamteindrucks sollte auch eine Abschätzung etwaiger Simulationsbestrebungen des Probanden sein. Als Hinweis auf Simulation kann bei einer PTBS zum Beispiel gelten, wenn Symptome wie Flashbacks (Kap. 2.4) eher spontan und frühzeitig angesprochen oder auffällig detailliert berichtet werden. Denn der tatsächlich Traumatisierte scheut die Entstehung von Flashbacks aufgrund der damit verbundenen Belastung und neigt daher eher zu zurückhaltender oder ausweichender Darstellung (Dressing & Meyer-Lindenberg, 2008). Auch Simulation kann durch Testungen untermauert, wenn auch nicht bewiesen werden. Ein Beispiel für die Validierung einer PTBS-Begutachtung ist der Morel Emotional Numbing Test (MENT) (Morel, 1998; Kap. 2.1).

Hinweise auf Simulation

6.2 Spezielle gutachterliche Fragestellungen

Traumafolgestörungen können u.a. Gegenstand der Begutachtung im sozialen Entschädigungsrecht, im Schwerbehinderten-, Rentenversicherungs-, Strafrecht und in der Dienstfähigkeitsbeurteilung von Beamten und Soldaten sein (Schneider et al., 2014).

Ein wesentlicher Gegenstand der Begutachtung bei diesen Rechtsformen ist die Einschätzung der Belastung des Betroffenen durch die posttraumatische Erkrankung sowie die Einschätzung der verbliebenen beruflichen Leistungsfähigkeit (Grad der Schädigung bzw. Behinderung zwischen 0 % und 100 %; positives und negatives Leistungsbild). Dabei werden der Schweregrad der geschilderten Symptomatik abgeschätzt, aber auch detaillierte Angaben zur Lebensführung und zur Alltagsgestaltung erhoben (z.B. Krankschreibungszeiten, Tagesstruktur, soziale Beziehungen zu Familie und Freunden, Hobbys etc.).

Die „International Classification of Functioning, Disability and Health" (ICF) der WHO dient fach- und länderübergreifend als einheitliche und standardisierte Sprache zur Beschreibung des funktionalen Gesundheitszustandes, der Behinderung, der sozialen Beeinträchtigung und der relevanten Umgebungsfaktoren eines Menschen (www.DIMDI.de). Ihre Anwendung kann die gutachterliche Einschätzung erleichtern. Dennoch bleibt die Gesamtbeurteilung der psychophysischen Beeinträchtigung eines Menschen auch ein subjektiver Prozess, in dem der Erfahrungshintergrund des Gutachters eine nicht unerhebliche Rolle spielt.

Entschädigungsrecht

Im Entschädigungsrecht spielt zusätzlich noch die Frage der Verursachung der Erkrankung (Kausalität) eine Rolle. Die Diagnose einer Posttraumatischen Belastungsstörung erleichtert die Einschätzung, da in der Krankheitsdefinition bereits die Verursachung durch ein katastrophales Ereignis enthalten ist. Bei anderen trauma-assoziierten Erkrankungen (z.B. Angststörungen, Anpassungsstörungen, dissoziativen oder somatoformen Störungen [Kap. 5.9]), letztendlich aber auch bei der PTBS, muss durch den Gutachter eine sehr differenzierte Abwägung vorgenommen werden, welche Argumente für eine Verursachung durch das akute Ereignis sprechen („Wesentliche Bedingung") und wie etwaige frühere biografische Belastungen in ihrem Stellenwert einzuschätzen sind.

Dazu kommt, dass die Betroffenen in nicht wenigen Fällen erst Monate oder Jahre nach einer Traumatisierung erstmals professionelle Hilfe aufsuchen. Dies kann zu Zweifeln an einem ursächlichen Zusammenhang beitragen. Gründe dafür sind häufig ein Schamgefühl über Symptome oder Ängste vor Stigmatisierung, insbesondere bei Einsatzkräften (Polizei, Feuerwehr, Militär etc.). Ein stützendes soziales Umfeld (z.B. Freunde, Familie, Beruf) kann zudem dazu führen, dass trotz einer bestehenden psychischen Belastung eine gute Stabilität erhalten bleibt und die Aufnahme einer Therapie verzögert.

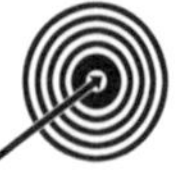

In diesen Fällen können **Teilsymptome** vorliegen, ohne dass ein Behandlungsbedarf erkannt wird (sogenannte **Brückensymptome**). Dazu gehören Reizbarkeit, Rückzug, Schlafstörungen o.Ä. Diese Brückensymptome erleichtern die gutachterliche Herstellung eines Zusammenhangs zum Ereignis, sind aber nach neuerem wissenschaftlichen Erkenntnisstand keine zwingende Voraussetzung (Schneider et al., 2014).

Anerkennung eines Entschädigungsanspruchs

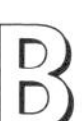

Ein 31-jähriger Bundeswehrsoldat macht Entschädigungsansprüche im Rahmen einer von ihm behaupteten Wehrdienstbeschädigung geltend. Er ist ein Jahr zuvor aus einem Auslandseinsatz in Afghanistan zurückgekehrt und hat dort an Kampfhandlungen teilgenommen. Kurz nach dem Einsatz stellte er sich bei einem Psychiater vor, der eine Posttraumatische Belastungsstörung diagnostizierte.

Vor dem Einsatz lebte der Proband in stabilen sozialen Verhältnissen (verheiratet, ein Kind), hatte einen festen Freundeskreis und trieb als Hobby Mannschaftssport.

Er war vor 10 Jahren in die Bundeswehr eingetreten. Seine primäre Sozialisation verlief unauffällig: er wuchs mit einem 5 Jahre jüngeren Bruder bei seinen Eltern auf, seine schulische Entwicklung war komplikationslos (Realschulabschluss), anschließend absolvierte er eine Lehre zum Bürokaufmann.

Nach der Rückkehr vom Einsatz hat er konstant andauernde tägliche Intrusionen vom Einsatzgeschehen entwickelt, ist im familiären Umfeld reizbar und nervös, sodass auch Intimität kaum mehr möglich ist. Er leidet dreimal wöchentlich unter Ein- und Durchschlafstörungen mit Albträumen. Er hat sich aus dem Freundeskreis zurückgezogen, ist am Ende bis auf seine Kernfamilie völlig isoliert.

Auch im dienstlichen Umfeld sind erhebliche Leistungseinbußen zu bemerken, in den letzten zwei Monaten ist er krankgeschrieben gewesen. Hier stellt der Gutachter angesichts des engen zeitlichen Zusammenhangs des Einsatzes mit der Symptomentstehung sowie der unauffälligen Vorgeschichte eine eindeutige Kausalität des Auslandsaufenthaltes als „wesentlicher Bedingung" für die Entstehung der Erkrankung her. Er bewertet bei erheblichen Einschränkungen in der beruflichen und privaten Lebensführung den Schweregrad mit 60 %.

Ablehnung eines Entschädigungsanspruchs

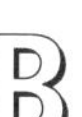

Ein 37-jähriger Polizeibeamter im mittleren Dienst stellt sich wegen eines fraglichen Dienstunfalls zur Begutachtung vor. Sein Hausarzt habe bei ihm die Verdachtsdiagnose einer Posttraumatischen Belastungsstörung gestellt, nachdem er im Streifendienst einen Verkehrsunfall gehabt habe. Ein von links kommender PKW habe ihm bei ca. 30 km/h die Vorfahrt genommen, dabei sei an seinem Streifenwagen ein Blechschaden entstanden. Er selbst und sein Kollege seien unverletzt geblieben.

Allerdings habe ihn der Unfall sehr überrascht und erschreckt und er habe direkt an der Unfallstelle den Gedanken gehabt „das hätte auch schiefgehen können, dann wäre ich jetzt tot". Seitdem habe er auf Streifenfahrten große Angst und meide diese, habe zudem mehrfach pro Woche Albträume vom Unfallgeschehen.

Biografisch ist auffällig, dass er nach Trennung der Eltern in seinem 5. Lebensjahr in einem Heim aufwuchs und in der Kindheit mehrfach wegen verschiedener Ängste kinder- und jugendpsychiatrisch behandelt werden musste. Zudem wurde er in seinem 28. Lebensjahr nach Trennung von seiner Partnerin stationär wegen Angst und Depression therapiert.

In diesem Fall lehnt der Gutachter die Anerkennung als Dienstunfall ab. Zum einen ist die Diagnose der PTBS infrage zu stellen, da nicht alle Symptomkriterien erfüllt sind (es fehlen sozialer Rückzug und Übererregung). Zudem ist eher zu bezweifeln, ob die geschilderten Unfallbedingungen tatsächlich einer „katastrophalen, lebensbedrohlichen" Situation (A1-Kriterium) entsprachen.

Der Gutachter kommt zu der Auffassung, dass die stark ängstliche Reaktion des Probanden eher einer lebensgeschichtlichen Vulnerabilität entspricht und damit keine wesentliche Bedingung der Erkrankung, sondern eine „Gelegenheitsursache" darstellt.

Strafrecht

Prüfung der Schuldfähigkeit

Im Strafrecht wird durch den forensischen Gutachter die Schuldfähigkeit bei Verübung einer Straftat geprüft. Dabei ist zum einen von Bedeutung, ob zum Tatzeitpunkt eine psychische Erkrankung vorlag (sog. „Eingangskriterium"). Traumafolgestörungen werden dabei im Allgemeinen in die Kategorie der „schweren anderen seelischen Abartigkeit" (§ 20 Strafgesetzbuch) eingeordnet.

Einsichts-/ Steuerungsfähigkeit

Zum zweiten wird eine Einschätzung vorgenommen, ob der Betreffende aufgrund seiner Krankheit in der Lage war, das Unrecht seiner Tat einzusehen („Einsichtsfähigkeit") oder nach dieser Einsicht zu handeln („Steuerungsfähigkeit"). Ohne Schuld würde danach jemand handeln, der nicht in der Lage ist, das Schuldhafte seines Handelns zu erkennen oder sich bei der Tat zu steuern. Sind diese Fähigkeiten nur vermindert, aber nicht aufgehoben, liegt eine verminderte Schuldfähigkeit vor (§ 21 Strafgesetzbuch).

Im Hinblick auf Traumafolgestörungen können vor allem die Phänomene Übererregbarkeit („Hyperarousal") und Dissoziation (Kap. 5.9) nach früheren Traumatisierungen eine Rolle spielen (Schneider et al., 2014). Hyperarousal geht u.a. mit einer erhöhten Reizbarkeit einher, bei einer Triggerung traumawertiger Erinnerungen durch aktuelle Auslöser kann zudem die Urteilsfähigkeit im Hinblick auf die Unterscheidung zwischen einer älteren oder aktuellen Bedrohung vermindert sein. Dies kann Verhaltensweisen begünstigen, die durch starke Erregung nur eingeschränkt steuerbar sind. Im Rahmen einer Dissoziation kann es sogar zu einer vorübergehenden gänzlichen Entkoppelung des Realitätsbezuges kommen.

Ob die geschilderten Zustände für eine Schuldminderung ausreichend sind, muss aber in jedem Einzelfall unter Abwägung des Krankheitsbildes und der Gesamtsituation zur Tatzeit sorgfältig abgewogen werden.

Dienst- und Erwerbsfähigkeit

Insbesondere bei Einsatzkräften (Polizei, Militär, Feuerwehr etc.) muss nach Traumatisierungen, vor allem, wenn sie in der Dienstausübung vorgekommen sind (z. B. nach Schusswaffengebrauch, schweren Bränden, Auslandseinsätzen etc.), nicht selten die Dienstfähigkeit begutachtet werden. Beispielsweise kann es nach langen Krankschreibungszeiten (die daher eher vermieden werden sollten) zu Ängsten vor einem Wiedereintritt in den Dienstbetrieb und einer erneuten Traumatisierung oder zumindest Triggerung von Symptomen durch das entsprechende Umfeld kommen. Dies kann dann Bestrebungen nach einer vorzeitigen Berentung/Zur-Ruhesetzung nach sich ziehen.

Bevor gutachterlich ein derartiger Schritt befürwortet wird, sollte in jedem Fall eine adäquate traumabezogene Psychotherapie erfolgt sein. Diese sollte von ausgebildeten Traumatherapeuten durchgeführt werden und leitliniengerechte Verfahren mit ambulanten und stationären/rehabilitativen Behandlungsabschnitten beinhalten. Auch eine Pharmakotherapie (Kap. 5.8) sollte als Teil des Gesamtbehandlungsplans erwogen werden.

Ausländerrecht

Im Ausländerrecht hat die Begutachtung von Traumafolgestörungen, insbesondere der PTBS, vor allem eine Relevanz als Abschiebungshindernis. Ein erheblicher Teil der Asylsuchenden leidet unter psychischen Erkrankungen nach Traumatisierungen, sodass bei Rückkehr in ihr Heimatland die Gefahr einer Retraumatisierung durch die Konfrontation mit dem traumatischen Umfeld besteht. Noch dazu fehlen in den entsprechenden Ländern in der Regel psychotherapeutische Behandlungsmöglichkeiten.

Dementsprechend ist durch den Gutachter im Allgemeinen zu beantworten, welche Diagnose zu stellen ist, welche Behandlungsprognose vorliegt, wie die Behandlungsmöglichkeiten im Herkunftsland einzuschätzen sind und ob Reisefähigkeit besteht (Schneider et al., 2014). Dabei sind auch kulturelle Besonderheiten, zum Beispiel in der Symptompräsentation, zu berücksichtigen.

Wichtig ist zudem, die Glaubwürdigkeit des Probanden zu beurteilen. Dies stellt eine gutachterliche Herausforderung dar, da Sprachbarrieren zu überwinden sind, die Missverständnisse begünstigen können, und da nicht selten Traumatisierungen erst dann zur Geltung gebracht werden, wenn die Abschiebung unmittelbar angedroht wird. Dies führt, auch bei den beteiligten Behörden, zu gewissen Vorbehalten bzgl. einer Instrumentalisierung, die aber nur in Teilen berechtigt sind, da z. T. erst durch die unmittelbare Aussicht auf eine Rückkehr in das traumatisierende Umfeld eine Symptomatik akut verstärkt werden kann.

6.3 Fragen zu Kapitel 6

1. Welche Qualitätsanforderungen sollten an die Begutachtung psychotraumatologischer Krankheitsbilder gestellt werden?
2. Was sollte im Begutachtungsprozess beachtet werden, um den Probanden so wenig wie möglich zu belasten?
3. Welche Probleme können in der Kausalitätsbegutachtung der Posttraumatischen Belastungsstörung im Entschädigungsrecht auftreten?
4. Welche Symptome Posttraumatischer Belastungsstörungen können ggfs. zu einer verminderten Schuldfähigkeit im Strafrecht führen?

Anhang

Weiterführende Internetadressen

(Auswahl; Stand Februar 2017)

Institutionen, Fachgesellschaften u. Metasites

U.S. National Center for PTSD
www.ptsd.va.gov

David Baldwin's Trauma Information Pages
www.trauma-pages.com

The Trauma Center
www.traumacenter.org

The International Society for Traumatic Stress Studies
www.istss.org

Europeen Society for Traumatic Stress Studies
www.estss.org

Deutsches Institut für Psychotraumatologie
www.psychotraumatologie.de

Deutschsprachige Gesellschaft für Psychotraumatologie e.V.
www.degpt.de

Diagnostik

S3-Leitlinie: Posttraumatische Belastungsstörung
www.awmf.org/leitlinien/detail/ll/051-010.html

Übersicht über Traumadiagnostische Instrumente (engl.)
www.ptsd.va.gov/professional/assessment/all_measures.asp

John Briere's Trauma Assessment Page
www.johnbriere.com

The Dissociative Disorders Interview Schedule (DDIS)
www.rossinst.com

Weiterbildung

Psychodynamisch Imaginative Traumatherapie
www.luise-reddemann.de

EMDR International Association
www.emdria.org

EMDR Deutschland
www.emdr.de

Institut für Traumatherapie (EMDR, Brainspotting)
www.traumatherapie.de

Somatic Experiencing
www.somaticexperiencing.at

Zeitschriften und Literaturrecherche

PILOTS Datenbank
www.ptsd.va.gov/professional/pilots-database/

PTSD Research Quarterly
www.ptsd.va.gov/professional/publications/ptsd-rq.asp

The Australasian Journal of Disaster and Trauma Studies
www.massey.ac.nz/~trauma

Archiv: Traumatology
www.fsu.edu/~trauma

Journal of Traumatic Stress
www.istss.org/education-research/journal-of-traumatic-stress.aspx

Journal of Trauma and Dissociation
www.isst-d.org/default.asp?contentID=14

Zeitschrift Trauma
www.asanger.de/zeitschriftzppm/

Zeitschrift Trauma & Gewalt
www.klett-cotta.de/zeitschrift/Trauma_Gewalt/7821
www.traumaundgewalt.de

Informationen für Betroffene

Auszüge aus der Selbsthilfebroschüre „Neue Wege aus dem Trauma"
www.psychotraumatologie.de/selbsthilfe

Trauma-Informations-Zentrum
www.t-i-z.de/trauma-info/

Alter und Trauma (u. a. Kriegsfolgen)
www.alterundtrauma.de

Online-Beratung: Das Beratungsnetz
www.das-beratungsnetz.de

Gewaltopfer: Weißer Ring
www.weisser-ring.de

Hilfeportal Sexueller Missbrauch
www.hilfeportal-missbrauch.de

Folter und Flucht: Behandlungszentrum für Folteropfer Berlin e.V.
www.bzfo.de

TraumaNetzwerk
www.traumanetzwerk.de

Mobbing: Kommentierte Linksammlung
www.aerzteblatt.de/v4/archiv/pdf.asp?id=50212

Literatur

Abdallah-Steinkopff, B. (1999). Psychotherapie bei Posttraumatischer Belastungsstörung unter Mitwirkung von DolmetscherInnen. In: Maercker, A. (Hrsg.), Posttraumatische Belastungsstörung: Stand und Perspektiven des Wissens über effektive Therapien. Verhaltenstherapie, 9 (4), 211–222.

Abdolmaleky, H.M., Cheng, K.H., Russo, A., Smith, C.L., Faraone, S.V., Wilcox, M., ... & Tsuang, M.T. (2005). Hypermethylation of the reelin (RELN) promoter in the brain of schizophrenic patients: a preliminary report. American Journal of Medical Genetics Part B: Neuropsychiatric Genetics, 134 (1), 60–66.

Alliger-Horn, C., Mitte, K. & Zimmermann, P. (2015). Vergleichende Wirksamkeit vom IRRT und EMDR bei kriegstraumatisierten deutschen Soldaten. Trauma und Gewalt, 3, 234–238.

American Psychiatric Association, APA (2013). Diagnostic and Statistical Manual of Mental Disorders (DSM-5). American Psychiatric Association Publishing, Arlington. www.dsm5.org

Antonovsky, A. & Franke, A. (1997). Salutogenese, zur Entmystifizierung der Gesundheit. Tübingen: Dgvt-Verlag.

Arnetz, B.B., Nevedal, D.C., Lumley, M.A., Backman, L. & Lublin, A. (2009). Trauma resilience training for police: psychophysiological and performance effects. Journal of Police and Criminal Psychology, 24 (1), 1–9.

Assion, H.J., Bransi, A. & Koussemou, J.M. (2013). Migration und Posttraumatische Belastungsstörung. In: Sack, M., Sachsse, U., Schellong, J. (Hrsg.), Komplexe Traumafolgestörungen. Stuttgart: Schattauer, 590–597.

Barwinski, R. (2005). Traumabearbeitung und -integration in analytischen Psychotherapien und psychoanalytischen Langzeitbehandlungen. Einzelfallstudien und Fallvergleiche auf der Grundlage psychotraumatologischer Konzepte und Modelle. Heidelberg: Asanger.

Beck, A.T., Brown, G.K. & Steer, R.A. (2013). Beck-Depressions-Inventar-FS (BDI-FS). Manual. Deutsche Bearbeitung von Sören Kliem & Elmar Brähler. Frankfurt am Main: Pearson Assessment.

Becker-Fischer, M. & Fischer, G. (2008). Sexuelle Übergriffe in der Psychotherapie: Orientierungshilfen für Therapeut und Patientin. Kröning: Asanger.

Bender, D. & Lösel, F. (2015). Risikofaktoren, Schutzfaktoren und Resilienz bei Misshandlung und Vernachlässigung. In: Egle, U., Joraschky, P., Lampe, A., Seiffge-Krenke, I. & Cierpka, M. (Hrsg.), Sexueller Missbrauch, Misshandlung, Vernachlässigung. Stuttgart: Schattauer, 77–103.

Benkert, G. & Hippius, O. (2014). Kompendium der psychiatrischen Pharmakotherapie. 10. Aufl., Hamburg: Springer.

Bering, R. (2011). Verlauf der Posttraumatischen Belastungsstörung: Grundlagenforschung, Prävention, Behandlung. Herzogenrath: Shaker.

Bering, R., Horn, A., Spieß, R. & Fischer, G. (2003). Forschungsergebnisse zur Mehrdimensionalen Psychodynamischen Traumatherapie (MPTT) im multiprofessionellen Setting. Zeitschrift für Psychotraumatologie, 4, 45–59.

Bering, R., Horn, A., Spieß, R. & Fischer, G. (2004). Forschungsergebnisse zur Mehrdimensionalen Psychodynamischen Traumatherapie (MPTT) im multiprofessionellen Setting. Zeitschrift für Psychotraumatologie und Psychologische Medizin, 4, 45–58.

Bernstein, D.P. & Fink, L. (1998). Childhood Trauma Questionnaire: A retrospective self-report questionnaire and manual. The Psychological Corporation, San Antonio, TX.

Bernstein, E.M. & Putnam, F.W. (1986). Development, reliability, and validity of a dissociation scale. The Journal of nervous and mental disease, 174(12), 727–735.

Bisson, J. & Andrew, M. (2007). Psychological treatment of post-traumatic stress disorder (PTSD). Cochrane Database of Systematic Reviews Jul 18;(3):CD003388.

Bleich, S., Lenz, B., Ziegenbein, M., Beutler, S., Frieling, H., Kornhuber, J. & Bönsch, D. (2006). Epigenetic DNA hypermethylation of the HERP gene promoter induces down-regulation of its mRNA expression in patients with alcohol dependence. Alcoholism: Clinical and Experimental Research, 30(4), 587–591.

Boss, P. (2008). Verlust, Trauma und Resilienz. Stuttgart: Klett-Cotta.

Bowlby, J. (1987). Verlust, Trauer und Depression. Frankfurt a.M.: Fischer.

Bowlby, J. (1976). Trennung. Psychische Schäden als Folge der Trennung von Mutter und Kind. München: Kindler.

Bremner, J. D., Quinn, J., Quinn, W. & Veledar, E. (2006). Surfing the Net for medical information about psychological trauma: An empirical study of the quality and accuracy of trauma-related websites. Medical Informatics and the Internet in Medicine, 31(3), 227–236.

Breslau, N., Peterson, E.L., Kessler, R.C. & Schultz, L.R. (1999). Short screening scale for DSM-IV posttraumatic stress disorder. American Journal of Psychiatry, 156, 908–911.

Brett, E.A. (1993). Psychoanalytic contributions to a theory of traumatic stress. International Handbook of Traumatic Stress Syndromes. Springer, US, 61–68.

Brewin, C. R., Andrews, B. & Valentine, J.D. (2000). Meta-analysis of risk factors for posttraumatic stress disorder in trauma-exposed adults. Journal of Consulting and Clinical Psychology, 68(5), 748–766.

Brown, G.R. & Anderson, B. (1991). Psychiatric morbidity in adult inpatients with childhood histories of sexual and physical abuse. American Journal of Psychiatry, 148(1), 55–61.

Brown, G.W. & Harris, T. (1978). Social Origins of Depression: A Study of Psychiatric Disorder in Women. London: Tavistock Publications.

Bucher, A. (2007). Psychologie der Spiritualität. Weinheim/Basel: Beltz.

Canadian Agency for Drugs and Technologies in Health (2014). Virtual Reality Exposure Therapy for Adults with Post-Traumatic Stress Disorder: A Review of the Clinical Effectiveness. Canadian Agency for Drugs and Technologies in Health 2014, online: www.cadth.ca/virtual-reality-exposure-therapy-adults-post-traumatic-stress-disorder-review-clinical-effectiveness (7.1.2017).

Carlson, E.B. & Putnam, F.W. (1993). An update on the dissociative experiences scale. Dissociation, 6(1), 16–27.

Castro, C. (2014). The US framework for understanding, preventing and caring for the mental health needs of service members who served in combat in Afghanistan and Iraq: a brief review of the issue and the research. European Journal of Psychotraumatology, 5, 24713.

Cierpka, M., Orlinsky, D., Kächele, H. & Buchheim, P. (1997). Studien über Psychotherapeutinnen und Psychotherapeuten. Wer sind wir? Wo arbeiten wir? Wie helfen wir? Psychotherapeut, 42, 269–281.

Cooper, N.A. & Clum, G.A. (1989). Imaginal flooding as a supplementary treatment for PTBS and in combat veteran: A controlled study. Behavior Therapy, 20, 381–391.

Delb, W., d'Amelio, R., Archonti, C. & Schonecke, C. (2002). Tinnitus. Ein Manual zur Retraining-Therapie. Göttingen: Hogrefe.

De Vries, G.J. & Olff, M. (2009). The lifetime prevalence of traumatic events and posttraumatic stress disorder in the Netherlands. Journal of Traumatic Stress, 22(4), 259–267.

Dhawan, S. (2004). Einsatz von DolmetscherInnen. In: Haenel, F. & Wenk-Ansohn, M. (Hrsg.), Begutachtung psychisch reaktiver Traumafolgen in aufenthaltsrechtlichen Verfahren. Weinheim: Beltz.

Difede, J., Cukor, J., Patt, I., Giosan, C. & Hoffman, H. (2006). The Application of Virtual Reality to the Treatment of PTSD Following the WTC Attack. Ann. N.Y. Acad. Sci., 1071, 500–501.

Difede, J. & Hoffman, H. (2002). Virtual Reality Exposure Therapy for World Trade Center Post-traumatic Stress Disorder: A Case Report. Cyber Psychology & Behavior, 5(6), 529–535.

Dilling, H. & Mombour, W. (2015). Internationale Klassifikation psychischer Störungen: ICD-10 Kapitel V (F) – Klinisch-diagnostische Leitlinien. Bern: Huber, 1–456.

Dilling, H., Mombour, W., Schmidt, M.H. & Schulte-Markwort, E. (1994). Internationale Klassifikation psychischer Störungen, ICD-10, Forschungskriterien. Bern: Huber.

Dolan, C.A. & Adler, A.B. (2006). Military hardiness as a buffer of psychological health on return from deployment. Mil Med, 171, 93–98.

Dolan, Y. (1991). Resolving sexual abuse. New York: Norton

Dressing, H. & Meyer-Lindenberg, A. (2008). Simulation bei posttraumatischer Belastungsstörung. Versicherungsmedizin, 60, 8–13.

Egle, T., Hoffmann, S.O. & Joraschky, P. (1997). Sexueller Missbrauch, Misshandlung, Vernachlässigung. Pädiatrische Praxis, 53(3), 567–567.

Ehlers, A. & Clark, D.M. (2000). Cognitive model of posttraumatic stress disorder. Behaviour Research and Therapy, 38, 319–345.

Eichenberg, C. (2015). Therapeutische Misserfolge: Zum Stand des (Nicht-)wissens über das Scheitern in der Psychotherapie. Projekt Psychotherapie – Magazin des Bundesverbandes der Vertragspsychotherapeuten e.V., 4, 24–26.

Eichenberg, C. (2008). Bedeutung der Medien für klinisch-psychologische Interventionen. In: Batinic, B. & Appel, M. (Hrsg.), Medienpsychologie. Berlin: Sringer, 503–530.

Eichenberg, C., Becker-Fischer, M. & Fischer, G. (2010). Sexual Assaults in Therapeutic Relationships: Prevalence, Risk Factors and Consequences. Health, 12(9), 1018–1026.

Eichenberg, C., Blokus, G. & Malberg, D. (2013). Evidenzbasierte Patienteninformationen im Internet: Eine Studie zur Qualität von Websites zur Posttraumatischen Belastungsstörung. Zeitschrift für Psychiatrie, Psychologie und Psychotherapie, 4, 263–271.

Eichenberg, C. & Harm, S. (2008). Der Umgang von Funktionsträgern und Hilfseinrichtungen mit traumatisierten Menschen: Was sind förderliche und hinderliche Faktoren für die Traumabewältigung? Zeitschrift für Psychotraumatologie, Psychotherapiewissenschaft und Psychologische Medizin, 3, 65–82.

Eichenberg, C. & Kühne, S. (2014). Einführung Online-Beratung und -therapie. Grundlagen, Interventionen und Effekte der Internetnutzung. München, Basel: Ernst Reinhardt Verlag.

Eichenberg, C. & Malberg, D. (2011). Internet und sexuelle Gewalt: Zwischen Hilfsangeboten und virtuellen Übergriffen. Zeitschrift für Psychotraumatologie, Psychotherapiewissenschaft und Psychologische Medizin, 1, 21–35.

Eichenberg, C. & Marx, S. (2014). Serious Games: Zum Einsatz und Nutzen in der Psychotherapie. Verhaltenstherapie & Psychosoziale Praxis, 4, 1007–1017.

Eichenberg, C. & Reddemann, L. (2012). Behandlungsplanung bei Posttraumatischen Belastungsstörungen aus psychodynamischer Perspektive. Psychologie in Österreich, 2, 146–154.

Eichenberg, C. & Schott, M. (under review). Serious Games: Benefits and Application Areas for Psychotherapy and Psychosomatic Rehabilitation.

Eichenberg, C. & Wolters, C. (2012). Virtual Realities in the treatment of mental disorders: A Review of the current state of research. In Eichenberg, C. (ed.), Virtual Reality. InTech, Rijeka, Croatia 35–64.

Eichenberg, C. & Wolters, C. (2013). Differenzielle Indikationen des Einsatzes moderner Medien in der Traumatherapie. Zeitschrift für Psychotraumatologie, Psychotherapiewissenschaft und Psychologische Medizin, 2, 7–19.

Eichenberg, C., Wolters, C. & Brähler, E. (2013). The internet as a Mental Health Advisor in Germany – Results of a National Survey. PLOS ONE, http://dx.doi.org/10.1371/journal.pone.0079206.

Eichenberg, C., Dorniak, J. & Fischer, G. (2009). Sexuelle Übergriffe in therapeutischen Beziehungen: Risikofaktoren, Folgen und rechtliche Schritte. Psychotherapie Psychosomatik Medizinische Psychologie, 9, 337–344.

Einarsen, S. & Skogstad, A. (1996). Prevalence and risk groups of bullying and harrassment at work. European Journal of Work and Organizational Psychology, 5, 185–202.

Eitinger, L. (1964). Concentration camp survivors in Norway and Israel. The Hague: Martinus Nijhoff.

Elison, J., Pulos, S. & Lennon, R. (2006). Shame focused coping: an empirical study of the compass of shame. Social Behaviour and Personality, 34 (3), 161–168.

Elklit, A. (2002). Victimization and PTSD in a Danish national youth probability sample. Journal of the American Academy of Child & Adolescent Psychiatry, 41 (2), 174–181.

Finkelhor, D. (2008). Childhood Victimization: Violence, Crime And Abuse In The Lives Of Young People. New York: Oxford.

Finkelhor, D. (1984). Child sexual abuse. New theory and research. New York: Free Press.

Finkelhor, D. & Browne, A. (1985). The traumatic impact of child sexual abuse: A conceptualization. American Journal of Orthopsychiatry, 55, 530–541.

Fischer, G. (2011). Neue Wege aus dem Trauma: Erste Hilfe bei schweren seelischen Belastungen. Düsseldorf: Patmos.

Fischer, G. (2007). Kausale Psychotherapie. Ätiologieorientierte Behandlung psychotraumatischer und neurotischer Störungen. Kröning: Asanger.

Fischer, G. (2003). Neue Wege aus dem Trauma. Erste Hilfe für schwere seelische Belastungen. Düsseldorf: Patmos.

Fischer, G. (2000 a). KÖDOPS – Kölner Dokumentationssystem für Psychotherapie und Traumabehandlung. Köln: Deutsches Institut für Psychotraumatologie.

Fischer, G. (2000 b). Mehrdimensionale psychodynamische Traumatherapie MPTT: Manual zur Behandlung psychotraumatischer Störungen. Heidelberg: Asanger.

Fischer, G. (1990). Die Fähigkeit zur Objektspaltung. Ein therapeutischer Veränderungsschritt bei Patienten mit Realtraumatisierung. Forum der Psychoanalyse, 6, 199–212.

Fischer, G., Becker-Fischer, M. & Düchting, C. (1998). Neue Wege in der Hilfe für Gewaltopfer: Ergebnisse und Verfahrensvorschläge aus dem Kölner Opferhilfe-Modell (KOM). Ministerium für Arbeit, Gesundheit und Soziales des Landes Nordrhein-Westfalen.

Fischer, G., Eichenberg, C., Mosetter, K. & Mosetter, R. (2006). Stress im Beruf? Wenn schon, dann aber richtig!: Der Ratgeber für den intelligenten Umgang mit Stress-Situationen. Kröning: Asanger.

Fischer, G., Klein, A., Orth, A. & Eichenberg, C. (2013). Vom Opfer zum Täter: Traumafokussiertes Profiling in Diagnostik und Prävention. 2. Aufl. Kröning: Asanger.

Fischer, G. & Nathan, R. (2002). Diagnose der Psychodynamik bei Störungsbildern mit psychotraumatischer Ätiologie. Leitlinien und Fallbeispiele. Psychotraumatologie, 3 (1), Nr. 28.

Fischer, G., Reddemann, L., Barwinski-Fäh, R. & Bering, R. (2003). Traumaadaptierte tiefenpsychologisch fundierte und analytische Psychotherapie – Definition und Leitlinien. Psychotherapeut, 48, 3, 199–209.

Fischer, G. & Riedesser, P. (2009). Lehrbuch der Psychotraumatologie. 4. aktual. Aufl. München: Ernst Reinhardt.

Flatten, G., Gast, U., Hofmann, A., Knaevelsrud, C., Lampe, A., Liebermann, P., Maercker, A., Reddemann, L. & Wöller, W. (2011). S3 – Leitlinie Posttraumatische Belastungsstörung. Trauma & Gewalt, 3, 202–210.

Foa, E.B. (2009). Creative therapies for adults. In: Foa, E.B. (ed.), Effective Treatments for PTSD. The Guilford Press, New York, 600–602.

Foa, E.B. (1995). Posttraumatic Stress Diagnostic Scale Manual. National Computer Systems Inc.

Foa, E.B. & Cahill, S.P. (2001). Psychological therapies: emotional processing. In: Smelster, N.L. & Bates, P.B. (eds.), International Encyclopedia of the Social Sciences. Elsevier, Oxford, 12363–12369.

Foa, E.B. & Meadows, E.A. (1997). Psychosocial treatments for posttraumatic stress disorder: A critical review. Annual Review of Psychology 48, 449–480.

Foa, E.B., Steketee, G. & Rothbaum, B.O. (1989). Behavioral/cognitive conceptualizations of post-traumatic stress disorder. Behavior Therapy, 2, 155–176.

Fooken, I. & Heuft, G. (Hrsg.) (2014). Das späte Echo von Kriegskindheiten. Die Folgen des Zweiten Weltkriegs in Lebensverläufen und Zeitgeschichte. Göttingen: Vandenhoeck & Ruprecht.

Franke, G.H. & Derogatis, L.R. (2002). SCL-90-R: Symptom-Checkliste von L.R. Derogatis: deutsche Version: Manual. Weinheim: Beltz Test.

Franke, G.H. (2000). BSI: Brief Symptom Inventory von L.R. Derogatis: (Kurzform der SCL-90-R): deutsche Version: Testmappe. Weinheim: Beltz Test.

Freedman, S.A., Dayan, E., Kimelman, Y.B., Weissman, H. & Eitan, R. (2015). Early intervention for preventing posttraumatic stress disorder: an Internet-based virtual reality treatment. European Journal of Psychotraumatology, http://dx.doi.org/10.3402/ejpt.v6.25608.

Freud, S. & Breuer, J. (1895). Studien über Hysterie. Leipzig + Wien: Franz Deuticke, 1895. Neudruck: 6. Auflage. Frankfurt a.M.: Fischer, 1991.

Freyberger, H.J., Spitzer, C., & Stieglitz, R.D. (1999). Fragebogen zu Dissoziativen Symptomen: FDS; ein Selbstbeurteilungsverfahren zur syndromalen Diagnostik dissoziativer Phänomene; deutsche Adaption der Dissociative Experience Scale (DES) von E. Bernstein-Carlson u. F.W. Putnam. Bern: Huber.

Frieling, H. & Bleich, S. (2008). Genetische Aspekte der Esstörungen. Handbuch Essstörungen und Adipositas, 62–66.

Frommberger, U. & Keller, R. (2007). Empfehlungen von Qualitätsstandards für stationäre Traumatherapie: Indikation, Methoden und Evaluation stationärer Traumatherapie in Rehabilitation, Akutpsychosomatik und Psychiatrie. Lengerich: Pabst Science Publishers.

Gamito, P., Oliveira, J., Rosa, P., Morais, D., Duarte, N., Oliveira, S. & Saraiva, T. (2010). PTSD Elderly War Veterans: A Clinical Controlled Pilot Study. Cyberpsychology, Behavior, and Social Networking, 13(1), 43–48.

Gast, U., Rodewald, F., Benecke, H.-H. & Driessen, M. (2001). Deutsche Bearbeitung des Childhood Trauma Questionnaire (unautorisiert). Unveröffentlichtes Manuskript, Medizinische Hochschule Hannover.

Gerardi, M., Rothbaum, B.O., Ressler, K. & Heekin, M. (2008). Virtual Reality Exposure Therapy Using a Virtual Iraq: Case Report. Journal of Traumatic Stress, 21(2) 209–213.

Giaconia, R.M., Reinherz, H.Z., Silverman, A.B., Pakiz, B., Frost, A.K. & Cohen, E. (1995). Traumas and posttraumatic stress disorder in a community population of older adolescents. Journal of the American Academy of Child & Adolescent Psychiatry, 34(10), 1369–1380.

Gielen, N., Havermans, R.C., Tekelenburg, M. & Jansen, A. (2012). Prevalence of post-traumatic stress disorder among patients with substance use disorder: it is higher than clinicians think it is. European Journal of Psychotraumatology, 3, 1–9.

Goldberg, J., True, W.R., Eisen, S.A. & Henderson, W.G. (1990). A twin study of the effects of the Vietnam War on posttraumatic stress disorder. JAMA, 263(9), 1227–1232.

Gräfe, K., Zipfel, S., Herzog, W. & Löwe, B. (2004). Screening psychischer Störungen mit dem „Gesundheitsfragebogen für Patienten (PHQ-D)". Diagnostica, 50(4), 171–181.

Green, B.L. (1996). Trauma history questionnaire. Measurement of stress, trauma, and adaptation, 1, 366–369.

Gregory, S.G., Connelly, J.J., Towers, A.J., Johnson, J., Biscocho, D., Markunas, C.A., … & Pericak-Vance, M.A. (2009). Genomic and epigenetic evidence for oxytocin receptor deficiency in autism. BMC medicine, 7(1), 62.

Griesel, D., Wessa, M. & Flor, H. (2006). Psychometric qualities of the German version of the Posttraumatic Diagnostic Scale (PTDS). Psychological Assessment, 18(3), 262.

Grothe, C., Bering, R., Spieß, R. & Fischer, G. (2003). Mehrdimensionale Psychodynamische Traumatherapie MPTT: Forschungsergebnisse zur Standardversion. Zeitschrift für Psychotraumatologie und Psychologische Medizin ZPPM, 2, 27–43.

Halama, P. (1995). Die Halama-Mobbing-Studie '95. Bad Lippspringe: Gesellschaft gegen psychosozialen Stress und Mobbing.

Harnischmacher, R. & Müther, J. (1987). Das Stockholm-Syndrom: zur psychischen Reaktion von Geiseln und Geiselnehmern. Archiv für Kriminologie, 1–2, 1–12.

Hausmann, C. (2009). Debriefing pro und contra. Anspruch, Wirksamkeit, Weiterentwicklungen. In: Stupka, A. (Hrsg.), Zweites Österreichisches Symposion für Psychologie im Militär (S. 99–114). Wien: Schriftenreihe der Landesverteidigungsakademie.

Heiland, T. & Maercker, A. (2000). Konfrontation und kognitive Umstrukturierung – Kognitive VT in der Verarbeitung von Gewalterfahrungen. Psychotherapie im Dialog, 1, 21–28.

Heinrichs, M., Stächele, T. & Domes, G. (2015). Stress und Stressbewältigung. Göttingen: Hogrefe.

Herman, J.L. (2003). The mental health of crime victims: Impact of legal intervention. Journal of traumatic stress, 16(2), 159–166.

Hermann, J.L. (1993). Die Narben der Gewalt. Traumatische Erfahrungen verstehen und überwinden. München: Kindler.

Hessel, A., Geyer, M., Brähler, E. & Eichenberg, C. (2009). Zur bereichsspezifischen Lebenszufriedenheit niedergelassener Psychologischer Psychotherapeuten. Zeitschrift für Psychotraumatologie, Psychotherapiewissenschaft und Psychologische Medizin, 3, 77–89.

Hinsch, R., Pfingsten, U. (2015). Gruppentraining sozialer Kompetenzen GSK. 6. Aufl., Weinheim: Beltz Verlag.

Hofmann, A. (2014). EMDR: Praxishandbuch zur Behandlung traumatisierter Menschen. Stuttgart: Thieme.

Holderegger, H. (1993). Der Umgang mit dem Trauma. Stuttgart: Holsboer.

Holmes, E.A., James, E.L., Coode-Bate, T. & Deeprose, C. (2009). Can Playing the Computer Game „Tetris“ Reduce the Build-Up of Flashbacks for Trauma? A Proposal from Cognitive Science. PLoS ONE, 4 (1), e4153. http://dx.doi.org/10.1371/journal.pone.0004153.

Horowitz, M.J. (1979). States of mind: analysis of change in psychiatry. New York, London: Plenum Medical Book Company.

Horowitz, M.J. (1976). Stress response syndromes. New York: Jason Aronson.

Hütter, B.O. & Fischer, G. (1997). Clinimetric evaluation of the German version of the Impact of Event Scale. In 2nd European Conference on Traumatic Stress.

Jackson, H. & Nuttall, R. (2001). A relationship between childhood sexual abuse and professional sexual misconduct. Professional Psychology Research and Practice, 32 (2), 200–204.

Jacobson, E. (2011). Entspannung als Therapie: Progressive Relaxation in Theorie und Praxis. 7. Aufl., Stuttgart: Klett-Cotta.

Janet, P. (1889). L'automatisme psychologique: Essay de la psychologie expérimentale sur les formes infériieures de l'activité humaine. Paris: Félix Alcan.

Jouriles, E.N., McDonald, R., Kullowatz, A., Rosenfield, D., Gomez, G.S. & Cuevas, A. (2009). Can virtual reality increase the realism of role plays used to teach college women sexual coercion and rape-resistance skills? Behavior Therapy, 40 (4), 337–345.

Kahana, B., Harel, Z. & Kahana, E. (1988). Predictions of psycho-social well being amongst survivors of the holocaust. In: Wilson, J. P., Harel, Z. & Kahana, B. (eds.), Human adaptation to extreme stress: From the Holocaust to Vietnam. New York: Plenum Press, 122–135.

Kardiner, A. (1941). The traumatic neuroses of war. New York: Paul B. Hoeber.

Katzer, C. (2014). Cybermobbing – Wenn das Internet zur Waffe wird. Berlin: Springer Spektrum.

Katzman, M., Bleau, P., Blier, P., Chokka, P., Kjernisted, K. & Ameringen, M. (2014). Canadian clinical practice guidelines for the management of anxiety posttraumatic stress and obsessive compulsive disorders. BMC Psychiatry; 14 (Suppl 1), S1–83.

Kaufman, J. & Zigler, E. (1987). Do abused children become abusive parents? American Journal of Orthopsychiatry, 57, 186–192.

Kersting, A., Kroker, K., Schlicht, S., Baust, K. & Wagner, B. (2011). Efficacy of cognitive behavioral internet-based therapy in parents after the loss of a child during pregnancy: Pilot data from a randomized controlled trial. Archives of Women's Mental Health, 14 (6), 465–477.

Kessler, R.C., Sonnega, A., Bromet, E., Hughes, M. & Nelson, C.B. (1995). Posttraumatic stress disorder in the National Comorbidity Survey. Archives of General Psychiatry, 52 (12), 1048–1060.

Khan, M.M.R. (1963). The concept of cumulative trauma. In: Khan, M.M.R. (ed.), (1974), The privacy of the self. London: Hogarth.

Kim, S.H., Schneider, S.M., Kravitz, L., Mermier, C., Burge, M.E. (2013). Mind-body practices for posttraumatic stress disorder. Journal of Investigative Medicine, 61 (5), 827–834.

Kogan, I. (1995). The cry of mute children. A psychoanalytic perspective of the second generation of the Holocaust. Free Association Books, New York, London. Deutsche Übersetzung (1998). Der stumme Schrei der Kinder. Die zweite Generation der Holocaust-Opfer. Frankfurt a.M.: Fischer.

Kornør, H., Winje, D., Ekeberg, Ø., Weisaeth, L., Kirkehei, I., Johansen, K. & Steiro, A. (2008). Early trauma-focused cognitive-behavioural therapy to prevent chronic post-traumatic stress disorder and related symptoms: a systematic review and meta-analysis. BMC Psychiatry; Sep 19;8:81. http://dx.doi.org/10.1186/1471-244X-8-81.

Kosslyn, S.M., Shin, L.M., Thompson, W.L., McNally, R.J., Rauch, S.L., Pitman, R.K. & Alpert, N.M. (1996). Neural effects of visualizing and perceiving aversive stimuli: a PET investigation. Neuroreport, 7 (10) 1569–1576.

Krampl, M. (2007). Einsatzkräfte im Stress: Auswirkungen von traumatischen Belastungen im Dienst. Kröning: Asanger.

Krüger, A. & Reddemann, L. (2007). Psychodynamisch imaginative Traumatherapie für Kinder und Jugendliche PITT-Kid. Das Manual. Stuttgart: Klett-Cotta.

Kuhn, E., Greene, C., Hoffman, J., Nguyen, T., Wald, L., Schmidt, J., Ramsey, K.M. & Ruzek J. (2014). Preliminary Evaluation of PTSD Coach, a Smartphone App for Post-Traumatic Stress Symptoms. Military Medicine, 179 (1), 12–18.

Kusack, K., Jonas, D.E., Forneris, C.A., Wines, C., Sonis, J., Middleton, J.C., Feltner, C., Brownley, K.A., Olmsted, K.R., Greenblatt, A., Weil, A. & Gaynes, B.N. (2016). Psychological Treatments for adults with posttraumatic stress disorder: a systematic review and meta-analysis. Annual Review of Clinical Psychology , 43, 128–141.

Kuwert, P., Glaesmer, H. & Knaevelsrud, C. (2015). Trauma und Alter. In: Seidler, G. H., Freyberger, H.J., Maercker, A. (2015). Stuttgart: Klett-Cotta, 516–526.

Lackner, R. (2004). Wie Pippa wieder lachen lernte. Springer, Berlin.

Lamb, D., Catanzaro, S. & Moorman, A. (2003). Psychologists reflect on their sexual relationships with clients, supervisees, and students: Occurrence, impact, rationales, and collegial intervention. Professional Psychology Research and Practice, 34 (1), 102–107.

Lavigne, J. V., Gibbons, R. D., Christoffel, K. K., Arend, R., Rosenbaum, D., Binns, H., … & Isaacs, C. (1996). Prevalence rates and correlates of psychiatric disorders among preschool children. Journal of the American Academy of Child & Adolescent Psychiatry, 35 (2), 204–214.

Lazarus, R.S. & Folkman, S. (1984). Stress, coping and appraisal. New York: Springer.

Leuner, H. (2012). Katathym imaginative Psychotherapie. Grundstufe – Mittelstufe – Oberstufe. Göttingen: Hogrefe, 1–589.

Leymann, H. (1993). Ätiologie und Häufigkeit von Mobbing am Arbeitsplatz – eine Übersicht über die bisherige Forschung. Zeitschrift für Personalforschung, 7, 271–283.

Lifton, R.J. (1993). From Hiroshima to the Nazi Doctors: The evolution of psychoformative approaches to understanding traumatic stress syndromes. In: Wilson, J.P. & Raphael, B. (eds.), International Handbook of Traumatic Stress Syndromes. New York: Plenum Press, 11–24.

Lilienfeld, S.O. (2007). Psychological treatments that cause harm. Perspectives on Psychological Sciences, 2 (1,) 53–70.

Löwe, B., Spitzer, R.L., Zipfel, S. & Herzog, W. (2002). Gesundheitsfragebogen für Patienten (PHQ-D). Komplettversion und Kurzform. Testmappe mit Manual, Fragebögen, Schablonen. 2. Aufl., Karlsruhe: Pfizer.

Löwer-Hirsch, M. (1998). Sexueller Mißbrauch in der Psychotherapie. Zwölf Fallgeschichten: Elf Frauen und ein Therapeut. Göttingen: Vandenhoeck & Ruprecht.

Maddux, J.E. (1987). Toward a viable interface between social and clinical/counseling psychology. American Psychologist, 42, 904–911.

Maercker, A. (2002). Deutsche Übersetzung des Trauma History Questionnaire. Unveröffentlichtes Manuskript, Universität Zürich.

Maercker, A. (2002). Alterspsychotherapie und klinische Gerontopsychologie. Berlin: Springer.

Maercker, A. & Bromberger, F. (2005). Checklisten und Fragebogen zur Erfassung traumatischer Ereignisse in deutscher Sprache. Trierer Psychologische Berichte, 32, Heft 2.

Maercker, A., Forstmeier, S., Wagner, B., Gläsmer, H. & Brähler, E. (2008). Posttraumatische Belastungsstörungen in Deutschland. Ergebnisse einer gesamtdeutschen epidemiologischen Untersuchung. Der Nervenarzt, 79(5), 577–586.

Maercker, A. & Schützwohl, M. (1998). Erfassung von psychischen Belastungsfolgen: Die Impact of Event Skala – revidierte Version. Diagnostica, 44, 130–141.

Maercker, A. (2008). Kurze Screening-Skala für posttraumatische Belastungsstörungen nach DSM-IV. Universität Zürich. Online: http://www.psychologie.uzh.ch/fachrichtungen/psypath/ForschungTools/Fragebogen/7Item_Testbeschreibung.pdf (15.12.2015)

Magi, G. (2009). Der verborgene Schatz. Berlin: Random House.

Mansell, P. & Read, J. (2009). Posttraumatic stress disorder, drug companies, and the Internet. Journal of Trauma and Dissociation, 10(1), 9–23.

Margraf, J. & Schneider, S. (2008). Lehrbuch der Verhaltenstherapie. Heidelberg: Springer.

Margraf, J., Schneider, S. & Ehlers, A. (2011). Diagnostisches Interview bei psychischen Störungen: DIPS. 4. Aufl., Berlin: Springer.

Marinova, Z. & Maercker, A. (2015). Biological correlates of complex posttraumatic stress disorder – state of research and future directions. European Journal of Psychotraumatology, 6, 25913.

Marmar, C.R., Weiss, D.S. & Metzler, T.J. (1997). The peritraumatic dissociative experiences questionnaire. Assessing psychological trauma and PTSD, 2, 144–168.

Marsac, M.L., Kohser, K.L., Winston, F.K., March, S., Kenardy, J. & Kassam-Adams, N. (2012). Promoting recovery in children following acute trauma via a video game. Games for health, 18.–20. Juni 2012, Boston.

McGowan, P.O., Sasaki, A., D'Alessio, A.C., Dymov, S., Labonté, B., Szyf, M.,... & Meaney, M.J. (2009). Epigenetic regulation of the glucocorticoid receptor in human brain associates with childhood abuse. Nature neuroscience, 12(3), 342–348.

McLay, R.N., Wood, D.P., Webb-Murphy, J.A., Spira, J.L., Wiederhold, M.D., Pyne, J.M. & Wiederhold, B.K. (2011). A randomized, controlled trial of virtual reality-graded exposure therapy for post-traumatic stress disorder in active duty service members with combat-related post-traumatic stress disorder. Cyberpsychology, Behavior, and Social Networking, 14(4), 223–229.

Meng, Y., Qiu, C., Zhu, H., Lama, S., Lui, S., Gong, Q. (2014). Anatomical deficits in adult posttraumatic stress disorder: a meta-analysis of voxel-based morphometry studies. Behavioral Brain Research, 270, 307–315.

Meschkutat, B., Stackelbeck, M. & Langenhoff, G. (2002). Der Mobbing-Report – Repräsentativestudie für die Bundesrepublik Deutschland. Dortmund: Wirtschaftsverlag NW.

Michalak, J., Heidenreich, T., Williams, J.M.G. (2012). Achtsamkeit. Göttingen: Hogrefe.

Mierke, A. (1967). Psychohygiene im Alltag. Bern: Huber.

Mock, V. et al. (1997). Effects of exercise on fatigue, physical functioning, and emotional distress during radiation therapy for breast cancer. Oncology Nursing Forum, 24, 991–1000.

Morel, K.R. (1998). Development and preliminary validation of a forced-choice test of response bias for posttraumatic stress disorder. Journal of Personality Assessment, 70, 299–314.

Motraghi, T.E., Seim, R.W., Meyer, E.C. & Morissette, S.B. (2014). Virtual reality exposure therapy for the treatment of posttraumatic stress disorder: a methodological review using CONSORT guidelines. Clinical Psychology, 70(3), 197–208.

Murgatroyd, C., Patchev, A.V., Wu, Y., Micale, V., Bockmühl, Y., Fischer, D., ... & Spengler, D. (2009). Dynamic DNA methylation programs persistent adverse effects of early-life stress. Nature neuroscience, 12(12), 1559–1566.

Najavits, L.M., Schäfer, I., Stubenvoll, M., Dilling, A. (2008). Posttraumatische Belastungsstörung und Substanzmissbrauch: Das Therapieprogramm „Sicherheit finden" (Therapeutische Praxis). Göttingen: Hogrefe, 1–371.

Neuner, F. (2008). Stabilisierung vor Konfrontation in der Traumatherapie – Grundregel oder Mythos? Verhaltenstherapie, 18(2), 109–118.

Niederland, W.G. (1980). Folgen der Verfolgung: Das Überlebenden-Syndrom. Seelenmord. Frankfurt a.M.: Suhrkamp.

Nijenhuis, E.R.S., Van der Hart, O. & Steele, K. (2004). Trauma-related structural dissociation of the personality. Trauma Information Pages website, Online: http://www.trauma-pages.com/a/nijenhuis-2004.php (8.1.2017)

Nyberg, E. & Frommberger, U. (1998). Clinician Administered PTSD-Scale (CAPS). Unveröffentlichtes Manuskript, Abteilung für Psychiatrie und Psychotherapie der Universität Freiburg.

Ochberg, F.M. (1993). Posttraumatic therapy. In: Wilson, J.P. & Raphael, B. (eds.), International Handbook of Traumatic Stress Syndromes. New York: Plenum Press, 773–784.

Parsons, T.D. & Rizzo, A.A. (2008). Affective outcomes of virtual reality exposure therapy for anxiety and specific phobias: A meta-analysis. Journal of Behavior Therapy and Experimental Psychiatry, 39(3), 250–261.

Peterson et al. (2008). Relationship of Optimism – Pessimism and Health-Related Quality of Life in Breast Cancer Survivors. Journal of Psychosocial Oncology, 26(4), 15–32.

Powers, M.B. & Emmelkamp, P.M.G. (2008). Virtual reality exposure therapy for anxiety disorders: A metaanalysis. Journal of Anxiety Disorders, 22(3), 561–569.

Pross, C. (2009). Verletzte Helfer – Umgang mit dem Trauma: Risiken und Möglichkeiten sich zu schützen. Stuttgart: Klett-Cotta.

Putnam, F. (2013). Handbuch Dissoziative Identitätsstörung. Diagnose und psychotherapeutische Behandlung. Lichtenau: Probst.

Radebold, H. (Hrsg.) (2008). Transgenerationale Weitergabe kriegsbelasteter Kindheiten. Interdisziplinäre Studien zur Nachhaltigkeit historischer Erfahrungen über vier Generationen. Weinheim: Juventa.

Raphael, B., Lundin, T. & McFarlane, C. (1989). A research method for the study of psychological and psychiatric aspects of disaster. Acta Psychiatrica Scandinavica, 80(S353), 1–75.

Read, J.P., Colder, C.R., Merrill, J.E., Ouimette, P., White, J. & Swartout, A. (2012). Trauma and Posttraumatic Stress Symptoms Predict Alcohol and Other Drug Consequence Trajectories in the First Year of College. Journal of Consulting and Clinical Psychology, 80(3), 426–439.

Read, J.P., Brown, P.J. & Kahler, C.W. (2004). Substance use and posttraumatic stress disorders: Symptom interplay and effects on outcome. Addictive Behaviors, 29(8), 1665–1672.

Reddemann, L. (2014). Psychodynamisch Imaginative Traumatherapie: PITT. Das Manual. Ein resilienzorientierter Ansatz in der Psychotraumatologie. Stuttgart: Klett-Cotta, 1–280.

Reddemann, L. (2011). Psychodynamisch Imaginative Traumatherapie. PITT. Das Manual. 6. Aufl. Stuttgart: Klett-Cotta.

Reddemann, L. (2003). Überlegungen zu Psychohygiene und burn-out-Prophylaxe von TraumatherapeutInnen. Erfahrungen und Hypothesen. Zeitschrift für Psychotraumatologie und Psychologische Medizin, 1, 79–85.

Reddemann, L. (2001). Imagination als heilsame Kraft. Stuttgart: Pfeiffer Klett-Cotta.

Reddemann, O., Leve, V., Eichenberg, C. & Herrmann, M. (2014). Zur Bedeutung von Traumafolgestörungen für die hausärztliche Praxis. Zeitschrift für Allgemeinmedizin, 3, 123–128.

Reddemann, L. & Sachsse, U. (1999). Traumazentrierte Imaginative Therapie. In: Egle, U., Hoffmann, S.O. & Joraschky, P. (Hrsg.), Sexueller Missbrauch, Misshandlung, Vernachlässigung. Stuttgart: Schattauer, 375–389.

Reddick, B.K., Nanda, J.P., Campbell, L., Ryman, D.G. & Gaston-Johansson, F. (2005). Examining the influence of coping with pain on depression, anxiety, and fatigue among women with breast cancer. Journal of Psychosocial Oncology, 23(2–3), 137–157.

Reimer, C. (1994). Lebensqualität von Psychotherapeuten. Psychotherapeut, 39, 73–78.

Reimer, C., Jurkat, H.B., Vetter, A. & Raskin, K. (2005). Lebensqualität von ärztlichen und psychologischen Psychotherapeuten. Psychotherapeut, 50, 107–114.

Resick, P.A. & Schnicke, M. (1993). Cognitive processing therapy for rape victims: A treatment manual. Newbury Park, CA.: Sage Publications, Inc.

Roberts, N.P., Kitchiner, N.J., Kenardy, J. & Bisson, J. (2012). Early psychological interventions to treat acute traumatic stress symptoms. The Cochrane Collaboration. New York: Wiley.

Rodenhiser, D. & Mann, M. (2006). Epigenetics and human disease: translating basic biology into clinical applications. Canadian Medical Association Journal, 174(3), 341–348.

Rodolfa, E., Hall, T., Holms, V. et al. (1994). The management of sexual feelings in therapy. Professional Psychology Research and Practice, 25(2), 168–172.

Rosenbaum, S., Vancampfort, D., Steel, Z., Newby, J., Ward, P. B. & Stubbs, K. (2015). Physical activity in the treatment of Post-traumatic stress disorder: A systematic review and meta-analysis. Psychiatry Research, 230(2), 130–136.

Roth, T.L., Lubin, F.D., Funk, A.J., & Sweatt, J.D. (2009). Lasting epigenetic influence of early-life adversity on the BDNF gene. Biological Psychiatry, 65(9), 760–769.

Rothbaum, B.O. & Foa, E.B. (1997). Kognitive Verhaltenstherapie für posttraumatische Belastungsstörungen. Formen und Wirksamkeit. In: Maercker, A. (Hrsg.), Therapie der posttraumatischen Belastungsstörungen. Springer, Berlin, 102–121.

Rothbaum, B.O., Hodges, L., Ready, D. et al. (2001). Virtual reality exposure therapy for Vietnam veterans with posttraumatic stress disorder. Journal of Clinical Psychiatry, 62, 617–622.

Rothbaum, B.O., Meadows, E.A., Resick, P. & Foy, D.W. (2000). Cognitive-behavioral therapy. In: Foa, E.B., Keane, T.M. & Friedman, M.J. (eds.), Effecitive treatments for PTSD. New York: Guilford Press, 60–83.

Rothbaum, B.O., Kearns, M.C. & Price, M. (2016). Early Intervention May Prevent the Development of PTSD: A Pilot Civilian Study with Modified Prolonged Exposure. Biological Psychiatry. in press.

Röttger, K. & Kath, R. (1992). Die Lebensqualität des chronisch Krebskranken. In: Klippel, K. F. (Hrsg.), Integrative Betreuung des chronisch kranken Krebspatienten. Schönaich: Papierhaus Mack.

Sachsse, U. (2004) (Hrsg.). Traumazentrierte Psychotherapie. Theorie, Klinik und Praxis. Stuttgart: Schattauer.

Sack, M. (2010). Schonende Traumatherapie: Ressourcen-orientierte Behandlung von Traumafolgestörungen. Stuttgart: Schattauer.

Sack, M., Sachsse, U. & Schellong, J. (2013). Komplexe Traumafolgestörungen. Stuttgart: Schattauer.

Schade, B., Schüffel, W. & Schunk, T. (1998). A brief inventory to investigate stress reactions: The Posttraumatic Symptom Scale, 10-Items (PTSS-10) – The German version. Paper auf der Tagung der Europäischen Gesellschaft für Traumatische Stress Studien, Maastricht.

Schauer, M., Neuner, F. & Elbert, T. (2011). Narrative Exposure Therapy – A short-term treatment for traumatic stress disorders. Göttingen: Hogrefe.

Schmidbauer, W. (1997). Wenn Helfer Fehler machen. Reinbek: Rowohlt.

Schneider, F., Frister, H. et al. (2014). Begutachtung psychischer Störungen. Heidelberg: Springer-Verlag, 1–484.

Schnyder, U., Ehlers, A., Elbert, T., Foa, E.B., Gersons, B.P.R., Resick, P.A., Shapiro, F. & Cloitre, M. (2015). Psychotherapies for PTSD – What do they have in common? European Journal of Psychotraumatology, 6 (28186).

Schulz von Thun, F. (2004). Das innere Team in Aktion. Arbeit mit dem Modell. Reinbek: Rowohlt.

Schützwohl, M., & Maercker, A. (1997). Posttraumatische Belastungsreaktionen nach kriminellen Gewaltdelikten. Zeitschrift für Klinische Psychologie, 26 (4), 258–268.

Schwarzwald, J., Solomon, Z., Weisenberg, M. & Mikulincer, M. (1987). Validation of the impact of event scale for psychological sequelae of combat. Journal of Consulting and Clinical Psychology, 55 (2), 251.

Scrignar, C. B. (1988). Post-traumatic stress disorder – diagnosis, treatment and legal issues. 2nd ed. New Orleans: Bruno Press.

Selye, H. (1936). A syndrome produced by noxious agents. Nature, 148, 84ff.

Senf, W. & Broda, M. (2011). Praxis der Psychotherapie – ein integratives Lehrbuch. 3. Aufl., Stuttgart: Thieme.

Sherin, J.E., Nemeroff, C.B. (2011). Posttraumatic stress disorder: the neurobiological impact of psychological trauma. Dialogues in Clinical Neuroscience, 13 (3), 263–275.

Sijaric-Voloder, S. & Capin, D. (2008). Application of cognitive behaviour therapeutic techniques for prevention of psychological disorders in police members. Health Medicine, 2 (4), 288–292.

Simon, R. (1989). Sexual exploitation of patients: How it begins before it happens. Psychiatric Annuals 19(2), 104–112.

Skeffington, P.M., Rees, C.S. & Kane, R. (2013). The primary prevention of PTSD: a systematic review. Journal of Trauma and Dissociation, 14, 404–422.

Snow, B.R. & Stellman, J.M. (1988). Posttraumatic stress disorder among American legionaires in relation to combat experience in Vietnam: Associated and contributing factors. Environmental Research, 47(2): 175–192.

Somer, E. & Saadon, M. (1999). Therapist-client sex: clients' retrospective reports. Professional Psychology Research and Practice, 30(5), 504–509.

Spitzer, C., Wibisono, B. & Freyberger, H. (2015). Theorien zum Verständnis von Dissoziation. In: Seidler, G., Freyberger, H. & Maercker, A. (Hrsg.), Handbuch der Psychotraumatologie. 2. überarb. Aufl., Stuttgart: Klett-Cotta, 22–37.

Steenkamp, M.M., Litz, B.T. & Gray, M. (2011). A brief exposure-based intervention for service members with PTSD. Cognitive and Behavioral Practice, 18, 98–107.

Strauß, B., Buchheim, A., Kächele, H. (Hrsg.) (2002). Klinische Bindungsforschung. Stuttgart: Schattauer.

Tagay, S., Erim, Y., Stoelk, B., Möllering, A., Mewes, R. & Senf, W. (2007). Das Essener Trauma-Inventar (ETI) – Ein Screeninginstrument zur Identifikation traumatischer Ereignisse und posttraumatischer Störungen. ZPPM, 1, 75–89.

Tagay, S. & Senf, W. (2014). Essener Trauma-Inventar. Eine Verfahrensfamilie zur Identifikation von traumatischen Ereignissen und Traumafolgestörungen. Göttingen: Hogrefe.

Taubman-Ben-Ari, O., Rabinowitz, J., Feldman, D. & Vaturi, R. (2001). Post-traumatic stress disorder in primary-care settings: prevalence and physicians' detection. Psychological medicine, 31(03), 555–560.

Tedeschi, R.G. & Calhoun, L.G. (2004). Posttraumatic Growth: conceptual foundations and empirical evidence. Psychological Inquiry, 15(1), 1–18.

Teegen, F. & Gönnenwein, C. (2002). Posttraumatische Belastungsstörung bei Dolmetschern für Flüchtlinge. Verhaltenstherapie & Verhaltensmedizin, 23(4), 419.

Thomaes, K., Dorrepaal, E., Draijer, N., de Ruiter, M.B., Elzinga, B.M. & van Balkom, A.J. (2012). Treatment effects on insular and anterior cingulate cortex activation during classic and emotional Stroop interference in child abuse-related complex posttraumatic stress disorder. Psychological Medicine, 42(11), 2337–2349.

Tracy, J.L. & Matsumoto, D. (2008). The spontaneous expression of pride and shame: Evidence for biologically innate nonverbal displays. Proceedings of the National Academy of Sciences of the U. S. A. 105(33), 11655–11660.

Troop, N.A. & Hiskey, S. (2013). Social defeat and PTSD symptoms following trauma. British Journal of Clinical Psychology, 52, 365–379.

Uddin, M., Aiello, A.E., Wildman, D.E., Koenen, K.C., Pawelec, G., de Los Santos, R., … & Galea, S. (2010). Epigenetic and immune function profiles associated with posttraumatic stress disorder. Proceedings of the National Academy of Sciences, 107(20), 9470–9475.

Vaiva, G., Ducrocq, F. & Jezequel, K. (2003). Immediate treatment with propranolol decreases posttraumatic stress disorder two months after trauma. Biological Psychiatry, 54, 947–949.

van der Kolk, B.A., Pelcovitz, D., Roth, S., Mandel, F.S., McFarlane, A. & Herman, J.L. (1996). Dissociation, somatization, and affect dysregulation: the complexity of adaptation to trauma. American Journal of Psychiatry, 153, 83–93.

van Ijzendoorn, M. H., Caspers, K., Bakermans-Kranenburg, M. J., Beach, S. R. & Philibert, R. (2010). Methylation matters: interaction between methylation density and serotonin transporter genotype predicts unresolved loss or trauma. Biological Psychiatry, 68 (5), 405–407.

Violanti, J. M., Andrew, M. E., Mnatsakanowa, A., Hartley, Tekedulegn, D. & Burchfiel, C. M. (2015). Correlates of hopelessness in high suicide risk police occupation. Police Practice and research. http://dx.doi.org/1.180/15614263.2015.1015125

Voderholzer, U. & Hohagen, F. (Hrsg.) (2015). Therapie psychischer Erkrankungen. München/Jena: Urban und Fischer/Elsevier, 1–564.

Wagner, B. & Lange, A. (2008). Internetbasierte Psychotherapie „Interapy". In: Bauer, S. & Kordy, H. (Hrsg.), E-Mental-Health – Neue Medien in der psychosozialen Versorgung. Heidelberg: Springer, 105–120.

Wagner, B. & Maercker, A. (2008). Neue Medien für die Intervention bei Traumafolgestörungen. In: Stetina, B. U., Kryspin-Exner, I., (Hrsg.), Gesundheit und Neue Medien. Psychologische Aspekte der Interaktion mit Informations- und Kommunikationstechnologien. Wien: Springer, 135–155.

Wampold, B. E. et al. (2010). Determining what works in the treatment of PTSD. Clinical Psychology Review, 30(8), 923–933.

Watkins, J. G. & Watkins, H. H. (1997). The therapy and practice of ego-state therapy. In: Grayson, H. (ed.), Short-term approaches to psychotherapy. New York: Human Sciences Press, 176–220.

Weaver, I. C., Cervoni, N., Champagne, F. A., D'Alessio, A. C., Sharma, S., Seckl, J. R., … & Meaney, M. J. (2004). Epigenetic programming by maternal behavior. Nature neuroscience, 7 (8), 847–854.

Weiss, D. S. & Marmar, C. R. (1997). The impact of event scale-revised. Assessing Psychological Trauma and PTSD, 2, 168–189.

Wesemann, U., Kowalski, J. T., Jacobsen, T., Beudt, S., Jacobs, H., Fehr, J., Büchler, J., Zimmermann, P. (2016). Evaluation of a technology-based adaptive learning and prevention program for stress response – a randomized controlled trial. MilMed, 181 (8): 863–871.

Wilson, J. P. (1989). Trauma, transformation and healing. An integrative approach to theory, research and post-traumatic therapy. New York: Brunner & Mazel.

Winnicott, D. W. (1967). Mirror-role of the mother and family in child development. In: Lomas, P. (ed.), The Predicament of the Family: A Psycho-Analytical Symposium. London: Hogarth, 26–33.

Wirtz, U. (2003). Die spirituelle Dimension der Traumatherapie In: Galuska, J.: Den Horizont erweitern. Die transpersonale Dimension in der Psychotherapie. Berlin: Ulrich Leutner Verlag, 136–153.

Wittchen, H.-U. & Jacobi, F. (2012). Was sind die häufigsten psychischen Störungen in Deutschland? DEGS-Symposium, 14. 6. 2012, Berlin.

Wittchen, H.-U., Lachner, G., Perkonigg, A., Schuster, P., Pfister, H., Beloch, E. & Holly, A. (1996). Münchener Composite International Diagnostic Interview (M-CIDI). Frankfurt a. M.: Swets & Zeitlinger.

Wittchen, H.-U., Schönfeld, S., Kirschbaum, C., Thurau, C., Trautmann, S., Steudte, S., Klotsche, J., Höfler, M., Hauffa, R. & Zimmermann P. (2012). Traumatic experiences and posttraumatic stress disorder in soldiers following deployment abroad: how big is the hidden problem? Deutsches Ärzteblatt International, 109 (35–36), 559–568.

Wittchen, H.-U., Wunderlich, U., Gruschwitz, S. & Zaudig, M. (1997). Strukturiertes Klinisches Interview für DSM IV (SKID). Achse I: Psychische Störungen. Göttingen: Hogrefe.

Wittchen, H.-U., Wunderlich, U., Gruschwitz, S., & Zaudig, M. (1997). SKID I. Strukturiertes Klinisches Interview für DSM-IV. Achse I: Psychische Störungen. Interviewheft und Beurteilungsheft. Eine deutschsprachige, erweiterte Bearb. d. amerikanischen Originalversion des SKID I.

Wöller, W. (2006). Trauma und Persönlichkeitsstörungen. Psychodynamisch-integrative Therapie. Stuttgart: Schattauer.

Wolpe, J. (1958). Psychotherapy by reciprocal inhibition. Stanford, CA: Stanford University Press.

Yehuda, R., Daskalakis, N.P., Desarnaud, F., Maskotkine, I., Lehrner, A.L. & Koch, E. (2013). Epigenetic biomarkers as predictors and correlates of symptom improvement following psychotherapy in combat veterans with PTSD. Frontiers in Psychiatry, 4, 118.

Zapf, D. (1999). Mobbing in Organisationen. Überblick zum Stand der Forschung. Zeitschrift für Arbeits- und Organisationspsychologie, 1, 1–25.

Zeigarnik, B.W. (1927). Das Behalten erledigter und unerledigter Handlungen. Psychologische Forschung 9, 1–85.

Zimmermann, P., Alliger-Horn, C., Willmund, G., Dunker, S. & Kowalski, J. (2013). Integration moderner Medien in das psychosoziale Versorgungsangebot deutscher Soldaten. Zeitschrift für Psychotraumatologie, Psychotherapiewissenschaft und Psychologische Medizin, 11 (2), 35–49.

Zimmermann, P., Firnkes, S., Kowalski, J.T., Backus, J., Siegel, S., Willmund, G. & Maercker, A. (2014). Personal values in soldiers after military deployment: associations with mental health and resilience. European Journal of Psychotherapy, 5 (22939), 1–9.

Zimmermann, P., Fischer, C., Lorenz, S. & Alliger-Horn, C. (2016). Changes of Personal Values and Moral Injury in Deployed German Armed Forces Soldiers with Psychiatric Disorders. Wehrmedizinische Monatsschrift, 1, 27–32.

Zohar, J., Yahalom, H. & Kozlovsky, N. (2011). High dose hydrocortisone immediately after trauma may alter the trajectory of PTSD: interplay between clinical and animal studies. Eur Neuropsychopharmacol, 21 (11), 796–809.

Zurek, G., Barwinski, R. & Fischer, G. (2002). Übertragung und Gegenübertragung in der Psychotherapie von Störungen mit psychotraumatischer Ätiologie. Psychotraumatologie, 3, 31.

Sachregister

Fett gedruckte Seitenzahlen kennzeichnen das Kapitel zum Stichwort.

Leseprobe aus

Bernhard Leipold: Resilienz im Erwachsenenalter

1.2 Fragestellungen und Inhalte des Buches

In diesem Buch geht es insbesondere um folgende Fragen: Wie kann Resilienz gelingen? Von welchen Faktoren und Prozessen hängt Resilienz ab? Wie entwickelt sich Resilienz im Erwachsenenalter und Alter (Reich et al., 2010)? Zur ansatzweisen Beantwortung dieser durchaus schwierigen Fragen sollen insbesondere drei Bereiche bzw. Blickwinkel genauer beleuchtet werden, die als zentral für die Genese und Beurteilung von Resilienz angesehen werden:

1. Die Risikofaktoren, die tatsächlich zu einem gravierenden Problem werden können und die individuellen Bewältigungskompetenzen herausfordern (z. B. ernsthafte Veränderungen des Gesundheitszustands, Entwicklungsaufgaben und kritische Lebensereignisse, Zustände des Ungleichgewichts; Kap. 2).
2. Die Kriterien, nach denen beurteilt wird, inwieweit Resilienz vorliegt (Konzepte wie erfolgreiches Altern, Baltes & Baltes, 1990; Baltes & Carstensen, 2003; positive Entwicklung, Brandtstädter, 2011; persönliches Wachstum und Lebenssinn, Ryff, 2013; Ryff & Singer, 1998; Kap. 2).
3. Die strukturellen Merkmale von Bewältigungsprozessen (Prozesse der Adaptation), über die Menschen verfügen,

um mit ihren Problemen umzugehen. Es wird untersucht, wie die Bewältigungsprozesse funktionieren, womit diese zusammenhängen und inwieweit hier Regelmäßigkeiten zu beobachten sind, wenn Individuen ihre Reserven nutzen oder ausbauen, um den Risiken und Anforderungen zu begegnen (Kap. 3).

Resilienz aus entwicklungspsychologischer Perspektive (Greve & Staudinger, 2006) befasst sich mit den altersbezogenen Veränderungen der Risikofaktoren und der adaptiven Prozesse.

Das Buch möchte zu einem besseren Verständnis beitragen, wie das Zusammenspiel unterschiedlicher Faktoren zu Resilienz führt oder eben nicht. Zwei Konzepte sind bereits angeklungen, mit anhand derer nun Resilienz genauer bestimmt werden soll: Gleichgewicht und Prozesse der Adaptation.

Ungleichgewichtszustände oder Stress verursachen adaptive Prozesse bzw. fordern sie heraus. Sind beispielsweise die eigenen Ziele blockiert und die gewohnten Handlungen führen nicht zur Lösung eines Problems, wird ein solcher Zustand als unangenehm bzw. als Bedrohung oder Herausforderung interpretiert. In zwei entwicklungspsychologischen Theorien sind die Vorstellungen zu Gleichgewicht (Äquilibration; Piaget 1975) bzw. Ist-Soll-Diskrepanzen (Brandtstädter, 2011, S. 102) zentrale Elemente. Ungleichgewichtszustände sind Störungen, und es werden Prozesse der Regulierung angenommen, die korrigierend eingreifen und ausbalancieren (Piaget, 1974, S. 14). Wenn ein Zustand des Gleichgewichts (wieder) hergestellt wurde, werden die Prozesse nicht (mehr) beansprucht.

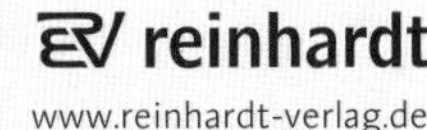

Gleichgewicht, ein allgemeines und grundlegendes Konzept in Piagets Entwicklungstheorie, beschreibt die balancierten Zustände, die durch Prozesse der Anpassung hergestellt wurde. Im Gleichgewichtskonzept wird auch ein wichtiger Mechanismus dessen auf den Punkt gebracht, was Resilienz ausmacht: Resilienz wurde über eine erfolgreiche Anpassung trotz widriger Umstände (z.B. Entwicklungsprobleme) definiert und der Vergleich mit einer Wiederherstellung von Gleichgewicht liegt nahe.

(...)